ETUDES & RECHERCHES

PHILOSOPHIQUES ET HISTORIQUES

SUR LES

HALLUCINATIONS & LA FOLIE

JUSQU'A LA FIN DU SIÈCLE DERNIER,

PAR

Eugène POSTEL,

DOCTEUR EN MÉDECINE,

Médecin du Dispensaire pour la Son de la Maladrerie,

Membre de la Société Linnéenne de Normandie.

CAEN

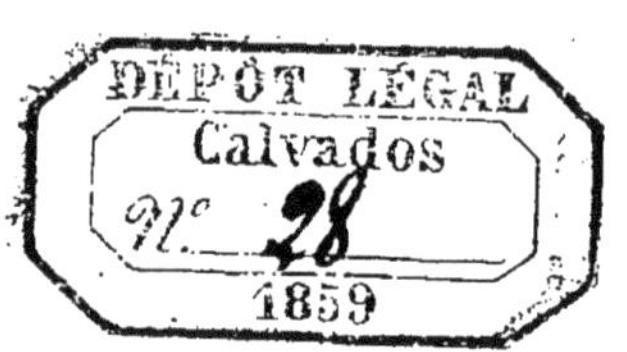

ÉTUDES ET RECHERCHES

SUR

LES HALLUCINATIONS & LA FOLIE.

PROPRIÉTÉ EXCLUSIVE

DE L'AUTEUR.

TIRÉ A 200 EXEMPLAIRES.

ETUDES & RECHERCHES

PHILOSOPHIQUES ET HISTORIQUES

SUR LES

HALLUCINATIONS & LA FOLIE

JUSQU'A LA FIN DU SIÈCLE DERNIER,

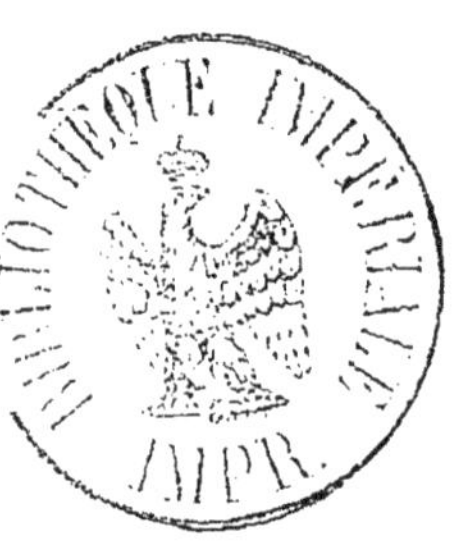

PAR

Eugène POSTEL,

DOCTEUR EN MÉDECINE,

Médecin du Dispensaire pour la Son de la Maladrerie,

Membre de la Société Linnéenne de Normandie.

CAEN

IMPRIMERIE B. DE LAPORTE,

Rue au Canu, 5.

Avril 1859.

A

MONSIEUR LE D[r]

LONDE ✻, de l'Académie impériale de médecine.

Je ne suis pas, vous le savez, au nombre de ces
Pessimum inimicorum genus, laudantes. (TACIT., Agric.)

E. P.

Magnus ab integro seclorum nascitur ordo.

Notre époque qui, comme l'a dit Lützelberger (1), a beaucoup d'inclination pour les fantasmagories, et qui se plaît à revenir vers les sciences du passé, est arrivée à ne plus admettre que les idées de l'imagination vague et extravagante puissent barrer le chemin à la raison, foudroyante comme la puissance mécanique, et douée d'une action subtile, silencieuse, comme la force chimique.

Notre époque veut partout la vérité, rien que la vérité, a dit aussi T. W. Ghillany (2). Cherchons et nous trouverons, sans grossir le nombre de ces esprits chagrins qui se plaisent à exalter le passé pour dénigrer le présent, de ces *laudatores temporis acti*, comme les appelait Horace. Mais prenons garde d'acquiescer extérieurement à des croyances dont, intérieurement, nous nous sommes émancipés, car les vieilles croyances, qui arrêtent la marche progressive des hommes, savent facilement nous envelopper de leurs impitoyables filets et éteindre la jeune lumière.

---

(1) Jésus, surnommé le Christ, trad. H. Ewerbeck.

(2) Les sacrifices humains chez les Hébreux de l'antiquité, trad. H. Ewerbeck.

Comme à toute chose, il faut aux idées un temps d'évolution : autant vaudrait supprimer la distance nécessaire entre l'ensemencement et la moisson, que de vouloir qu'il devienne tout de suite le partage de populations arriérées ce qui a été, pour les populations avancées, le produit de longs siècles.

Peu à peu l'histoire en apparence si bornée et si incohérente a dessiné la grande, la souveraine figure de l'humanité. C'est une chose sublime et séduisante que d'en contempler le spectacle ! Spectacle qui captive d'autant plus que vous l'envisagerez avec les données de la philosophie positive, à laquelle, pour ma part, j'en reporte toute la reconnaissance, et dont la salutaire discipline, l'intime cohérence m'a protégé contre les aberrations, m'a préservé contre les découragements. Un moment, penchez-vous avec moi sur l'abîme du passé. Qu'était, au début, l'humanité qui, aujourd'hui brille pour nous déjà si radieuse ? Un épais voile la cache aux hommes d'alors, et leurs yeux n'ont pas assez de force pour le percer. Présentement, elle ne peut nous être connue que quand l'homme saura ce qu'il est, ce séjour où il vit : et les voyageurs parcourent le globe, et les astronomes arrachent à la nature son secret, remplacent de vaines et stériles illusions en montrant à l'homme la modeste place qu'il occupe, et en lui donnant une féconde confiance en ses forces. Tableau de haut enseignement ! Ces planètes, autrefois si redoutées, maintenant mesurées, maintenant pesées, suivent, obéissantes, leurs courses prédites des siècles à l'avance. Elle ne peut nous être connue, l'humanité, que quand nous verrons mieux les conditions de la vie: et des yeux exercés, actifs, intelligents, analysent les délicats organes de l'animal, du végétal, moissonnant abondamment des vérités imprévues. Elle ne peut nous être connue, enfin, que quand les phénomènes qui se passent au milieu de nous, ne seront plus des prodiges incompris : et par des mains ingénieuses la lumière est décomposée, la chaleur est régularisée, la foudre est captivée, des combinaisons moléculaires sont surprises dans leurs secrets.

Nous désirons, dans cet écrit, porter un rayon de lumière sur la masse des faits historiques, *rudis indigestaque moles*, qui ont trait à l'aliénation mentale, et qui se sont offerts dans les temps passés : les phénomènes merveilleux, démoniaques, nous désirons les exposer, éclairé avec le fanal allumé par les théories modernes.

Loin de m'abuser d'ailleurs sur l'insuffisance de cet essai de peu de valeur, — que j'écris pour participer aux discussions de mes savants confrères de notre ville, et mériter d'être assis près d'eux au sein de leur société, — je l'ai travaillé, en m'aidant des ouvrages de MM. Littré, Salverte, Archambault, et surtout Calmeil ; en m'aidant aussi des conseils d'hommes instruits et bienveillants. A leur tête vient se placer l'ami auquel je dédie ce travail : l'éloignement ne m'a point fait perdre la mémoire de ce que je dois à ses lumières, non plus que son amitié, ses vertus.

Depuis quelques années, les moyens d'action de la critique historique ont été augmentés. Et cette augmentation s'est faite à l'aide du principe de filiation, et à l'aide du principe de connexion.

Le principe de filiation, méconnu avant M. Auguste Comte, est la succession dans un ordre déterminé. Des caractères qui ne permettront jamais de les substituer les uns aux autres existent toujours, avec ce principe, entre le passé, le présent et l'avenir. Avec lui aussi, ce qui doit suivre ne sera jamais mis avant ; ce qui doit précéder, jamais en arrière.

Le principe de connexion est l'extention du principe de filiation. Parlons particulièrement des sciences. Une astronomie, une physique avancées ne pourront exister qu'à la condition que les mathématiques auront fait des progrès considérables. Il n'y a de vraies théories sur la physique, sur l'astronomie que là où la géométrie est arrivée à un degré supérieur de culture. Pareillement, la chimie ne sera comprise que par celui qui a des données sur la physique. Pareillement encore, vous ne pourrez étudier avec fruit la biologie qu'en connaissant la physique, la chimie : aussi vous ne trouverez aucune notion de cette science chez les peuples qui n'ont que superficiellement la clef de la chimie, de la physique, de l'astronomie, des mathématiques. Pareillement enfin, il faut les voies nécessaires pour pénétrer dans le domaine de l'histoire, ou sociologie. Aussi, de par le principe de connexion, telle partie de la science ne peut exister sans telle autre.

Depuis qu'un crépuscule si brillant a lui sur l'histoire, grâce au génie de M. Auguste Comte, mille circonstances d'en vérifier l'exactitude ont été constatées, et s'est manifestée d'une façon vraie l'antériorité ou la postériorité de certaines formes de la civilisation. Ainsi s'évanouit l'opinion d'une science très avancée qu'un collège de prêtres possédait naguère dans son sein. Deux suppositions sont en présence : ou ils l'ont trouvée par eux-mêmes, ou ils l'ont reçue. Sous le souffle philosophique du XVIIIme siècle, — qui ne permettait pas de déserter jamais la stabilité des lois naturelles, — naquit l'hypothèse de Bailly, dans laquelle on rentre si l'on veut que les prêtres aient reçu d'ailleurs cette science. Sylvain Bailly voulait qu'il ait existé, antérieur à celui-ci, un peuple, ou plutôt un genre humain : les sciences y auraient été portées à un haut dégré de culture : balayés de la surface du globe par des bouleversements chaotiques, quelques débris, survivant à ce cataclysme, restèrent cachés dans les profondeurs des sanctuaires de la Judée, de la Chine, de l'Egypte, de la Babylonie. Cette supposition n'a eu aucun appui, aucun soutien : que pourrait-elle édifier? L'hypothèse d'un ensemble de doctrines et de connaissances élevées qu'auraient créées les prêtres de l'Egypte, ou autres ; vient se briser contre les principes de filiation et de connexion historiques : de connexion, car leur histoire ne serait pas ce qu'elle est, et de puissantes notions doctrinales auraient alors imprimé leur sceau, même hors des temples, s'ils avaient été si savants ; de filiation, car, pour passer de l'état embryonnaire à un état plus vigoureux, il a fallu tant de labeurs, de forces, de temps à la science moderne, que les étroites murailles d'un collège sacerdotal n'auraient pu fournir assez d'air pour le développement d'un arbre si plein de sève.

Il ne faut pas omettre une toute autre considération dans le sujet qui nous occupe. Les forces régulières de la nature ont paru quelquefois être dépassées par des cas extraordinaires : l'observation des hommes l'a de tout temps remarqué. Cette observation a porté tantôt sur des convulsions, tantôt sur des discours qui semblaient venir là d'inspirés, ici de fanatiques. On criait dès lors à la possession. La médecine qui, elle aussi, avait des convulsions violentes, des aberrations de l'intelligence, profondes, considérables, des exaltations infinies, et que faisait progresser les études physiologiques, finit par ne plus tenir compte de l'opinion commune ; elle ne se rangea plus du côté des croyants à la sorcellerie, à la possession, à la démonologie ; elle battit en brèche et contesta les décisions ecclésiastiques et séculières : et aujourd'hui, grâce à elle, si l'on exorcise encore, on n'allume plus de bûchers, on ne songe plus aux supplices, on ne prononce plus de condamnations. L'interprétation du passé s'est faite.

Une foule de phénomènes dont le système nerveux est le théâtre se lie fatalement aux mêmes conditions mentales qui donnèrent naissance à la magie et au merveilleux. De ce nombre est la possession. S'agitant, vociférant, en proie à une exaltation singulière, des personnes se disaient possédées par les démons. Cela se présentait sous mille formes. Quelques uns allaient au sabbat, où Satan leur donnait ses ordres et la puissance de faire des miracles, Satan, dont la hantise ne les délivrait pas du fer ou du feu. Chez d'autres, les suggestions diaboliques se traduisaient par la parole : l'éloquence, la prédiction, la prédication, devenaient le partage des voix les plus ignorantes. Ailleurs, les mouvements les plus irréguliers, les désordres les plus variés, une sorte d'invulnérabilité, une passion pour les coups affectaient le système musculaire ; et, de même que les muscles, les sens étaient susceptibles d'exaltation, acquéraient une acuité, une finesse par lesquelles ils pouvaient offrir des renseignements que l'état normal ne leur permettrait pas de donner. De là, les tremblements, les extases, les visions, les anesthésies, les analgésies profondes, sur lesquelles a surtout appelé l'attention notre savant maître, M. le Dr Beau, médecin de l'hôpital de la Charité, à Paris.

Dans les anciens souvenirs de l'humanité, le miracle était à l'ordre du jour : la conscience humaine y voyait une confirmation et pas une contradiction de l'intervention continuelle des dieux parmi les hommes. C'étaient des prophètes; des augures, des devins, conjurant les vents, les sécheresses, les orages ; des prêtres guérissant des malades, sans médicaments, sans opérations, sans le lent travail naturel de la guérison : viennent plus tard les astrologues. Au moyen âge, le miracle, émane-t-il de Dieu, on l'admet avec enthousiasme ; vient-il de Satan, on l'accueille avec horreur : à cette époque, apparait l'alchimie. Pour l'ère moderne, le miracle a sa place dans la classe des troubles du système nerveux ; on le range dans ce domaine particulier où la médecine confine à l'histoire. Les hallucinations collectives, viennent, épidémies mentales, semblables aux épidémies corporelles, s'adjoindre au reste. Vient aussi le magnétisme que, si quelques faits hors de doute rapprochent de la médecine, une foule d'autres rejettent dans la magie; l'homœopathie, basée sur la disparate entre les effets et les agents, et qui ressemble, dans ses méthodes curatives et ses guérisons, aux actes de la magie, en faisant abstraction de quelques conditions comme le régime et la confiance du malade (1). Viennent encore les esprits frappeurs, les tables tournantes et parlantes, les *médium* qui écrivent. Notre temps, qui voit tant de gens comme le Macbeth de Shakspeare, revient à ces âges si fertiles en miracles.

Mon travail, écrit pour la société de médecine de Caen, pourra paraître superflu aux intelligences impatientes pour lesquelles parler aujourd'hui des erreurs d'hier est perdre le temps. Mais si les gens instruits n'ont plus foi aux sorciers, un tel progrès est il déjà si vieux, et l'étendue qu'éclairent les lumières de notre époque sont elles déjà si considérables que le sujet ne doive plus être digne que de l'oubli ? (2)

---

(1) De incantatione libellus (inter libros Galœno adscriptos) : « Quandò mens humana rem amat aliquam, etc. Quand l'imagination frappée fait désirer au malade un remède, ce qui naturellement est sans efficacité peut en acquérir une très favorable : ainsi un malade peut être soulagé par des cérémonies magiques, si, d'avance, il est persuadé qu'elles doivent opérer sa guérison. » Ne voit-on pas dans ces paroles d'un ancien médecin les faits constants d'heureuses applications du magnétisme animal, du perkinisme, de la poudre sympathique, de toutes les jongleries du même genre, qui, alternativement, ont triomphé et ont eu le mépris qu'elles devaient inspirer ?

(2) L'ordonnance de juillet 1682 porte que les sorciers ne seront poursuivis que comme trompeurs, profanateurs et empoisonneurs, c'est-à-dire pour leurs

Il y a à peine cent ans que parut, à Paris, un livre qui fut en grande estime chez les amis de la littérature, où toute la sévérité des lois est appelée sur les sorciers et sur les incrédules qui refusent de croire à la sorcellerie (1).

« En 1810, dans les écoles de Rome, on argumentait encore sérieusement pour savoir si les sorciers sont fous ou possédés (2). »

Etait-on plus avancé à Paris, en 1817? L'existence de la magie est soutenue formellement dans certains ouvrages (3), où l'on vante le zèle des hommes *savants et vertueux* qui livraient jadis les sorciers aux flammes des bûchers.

En 1826, à Spire, l'évêque « mort à l'âge de 82 ans, et qui avait légué vingt mille florins à sa cathédrale, n'a point été enterré..... dans une chapelle..... Le clergé n'a voulu prendre aucune part à ses funérailles parce qu'il accusait ce vénérable prélat de sorcellerie (4). »

---

véritables crimes: et de cet instant, le nombre des sorciers a diminué tous les jours. (Dulaure, *Hist. de Paris*, t. v, p. 36-37.) Le progrès des lumières a fini par dessiller les yeux des juges qui longtemps raisonnèrent comme les inquisiteurs, le vulgaire, en infligeant des châtiments terribles aux sorciers, en ajoutant foi aux mensongères délations, favorisant ainsi l'égarement, multipliant ainsi le nombre des procès de sorcellerie, où accusés confessent, témoins affirment, médecins constatent des absurdités engendrées par la peur, la sottise, la haine ou la vengeance.

(1) *Traité sur la magie*, par Daugis (in-12, Paris 1732), extr. avec éloges dans le *Journal de Trévoux*, septembre 1732, p. 1534-44.

(2) Guinna-Laourcins, tableau de Rome vers la fin de 1814, p. 228.

(3) Les Précurseurs de l'antéchrist.— Les superstitions et prestiges de philosophes. = *Journal de Paris*, 28 décembre 1817.

(4) *Le Constitutionnel* du 15 août 1826.

Une paysanne des environs de Dax tombe malade : un fourbe prétend que c'est l'effet d'un sort jeté sur elle. On la saisit ; on la frappe ; on la livre aux flammes pour la forcer à lever le sort ; on l'y retient malgré ses cris et ses prières : et ce n'est que quand on la voit près d'expirer qu'on cesse de la harceler (1).

En 1836, dans un village du département du Cher, une malheureuse, accusée d'avoir ensorcelé des bestiaux endure des traitements atroces (2).

Plusieurs de nos concitoyens ont encore souvenance d'une affaire singulière qui fit beaucoup de bruit, il y a trois ou quatre ans, dans un village des environs de Caen (3). Que de gens instruits, qui refusaient d'abord de croire à une supercherie, ont eu là un précieux enseignement, et maintenant ne seraient plus si empressés à crier au miracle, ni si disposés à l'exorcisme !

Signalons encore l'histoire d'une jeune fille de treize ans, nommée Bernadette, à laquelle, il y a quelques mois, la Sainte Vierge est apparue à Lourdes. « Il est inutile et préjudiciable de faire, en quoique ce soit, intervenir auprès de cette jeune hallucinée la religion ou ses ministres, » a dit M. le Dr Londe (4).

Est-il besoin, enfin, de rappeler l'émotion que causa dans notre pays Vintras, le prophète, et les scènes qui

---

(1) *Le Constitutionnel* du 26 juillet 1826.

(2) *Le National* du 6 novembre 1836.

(3) A Boubanville, près de Thaon (Calvados).

(4) *Indépendance belge*, num. du 3 décembre 1858. *Revue scientifique* par le Dr Charles Londe.

se sont passées à Tilly-sur-Seulle, où « le vice le plus dégradant, baptisé du nom de *Sacrifice d'amour*,... était un des actes les plus agréables à Dieu,... recommandé à ceux qui se sentaient de la sympathie l'un pour l'autre: *chaque fois qu'ils le faisaient, ils étaient sûrs de créer un esprit dans le ciel* (1): » ou encore « un membre du sacerdoce, une jeune fille de seize ans, livrée à la dégradation par un père et une mère mille fois indignes de ces titres sacrés, des jeunes gens, des hommes touchant à la maturité de l'âge, d'autres d'un âge presque mûr, une jeune femme engagée dans les saints nœuds du mariage, une fille de quarante-huit ans, d'autres femmes qui ont dépassé la cinquantaine, s'organisaient en société secrète pour la pratique de tous les genres de lubricité (2). » Elles sont encore présentes à la mémoire, les visions du prophète: la *Voix de la Septaine* les raconte ainsi, dès les premières pages (3): « Le 6 août 1839, à neuf heures du matin, un vieillard arrive à la chambre de P.-M.-E. Vintras, sans que personne ne le voie entrer: il laisse sur le bureau de Pierre-Michel, une lettre..... et devient invisible à sa sortie. Le 15 août suivant, Pierre-Michel, étant à Paris, se préparait à la communion et priait pour *l'Orphelin du Temple*: le même vieillard s'offrit à ses yeux, l'engageant à prier avec instance pour le malheureux

---

(1) A. Gozzoli, les saints de Tilly-sur-Seulle. p. 11. Juillet 1846.

(2) *Ibid.* *ibid.* p.3. Octobre 1846.

(3) *La Voix de la Septaine*, 4 vol. in-8°, imp *Le Saulnier*. (1840-1845). p. 41 et sq.

Prince... Le mercredi suivant, 21 août, passant sur la place saint Sulpice, Pierre-Michel le voit devant lui, le suit dans l'église, s'arrête avec lui devant l'autel de saint Joseph, d'où le vieillard le conduit à l'autel du Sacré-Cœur : là il lui fait connaître que ses premières visions ne tendaient qu'à le préparer... Plus tard, ce vieillard se montre dans sa gloire angélique. Outre ces visions préliminaires par lesquelles l'ange prépare Pierre-Michel aux révélations qu'il devait recevoir sur l'œuvre de la Miséricorde, Pierre-Michel est sujet à plusieurs autres : le 30 août, une prière lui est révélée. Des visions répétées ont lieu pour lui dans la prison de Caen : la Sainte Vierge, saint Joseph, le Divin Maître lui ont successivement apparu. Le 30 décembre 1841, il est en proie à une douloureuse extase, et une sueur sanglante couvre toute sa figure. » « Ce phénomène physiologico-pathologique, écrit M. le Dr Liégard (1), observé ainsi avec la plus scrupuleuse exactitude, ne laissa plus dans notre esprit le plus léger doute sur sa *cause surnaturelle*, car évidemment, tel qu'il s'est passé, il ne peut être expliqué par les lois physiologiques ordinaires... A la fin de l'Heure-Sainte, Pierre-Michel, épuisé, s'assit ; nous détachâmes sa cravate blanche qui était mouillée et salie de la même sueur que j'avais essuyée sur son front : nous déboutonnâmes sa chemise ; et, après avoir découvert sa poitrine, nous remarquâmes que, sur la région du cœur, dans un espace irrégulier de douze centimètres de dia-

---

(1) A. Liégard, d. m. p. IN *Voix de la Septaine*, t. 1, p. 636, 637.

mètre, il était sorti, non plus une sueur sanglante, mais bien du sang tout pur. . . . .

. . . . . Pour nous, ajoute M. le Dr Liégard (1), que cette admirable et sublime méditation fit pleurer sur les inénarrables douleurs de l'agonie divine, et qui sentions dans nos cœurs grandir notre reconnaissance et se réchauffer notre amour pour Jésus-Christ, nous savons et nous proclamons que cette scène inimitable et si touchante ne pouvait être que l'œuvre de Dieu. »

Dussent les lignes que j'écris me valoir une accusation de sacrilège, de la part de quelques enthousiastes, que fais-je que de suivre le conseil de ma conscience, en réduisant à leur valeur, celle d'un inqualifiable travers, les croyances préjudiciables aux intérêts de la société humaine?

(1) A. Liégard, d. m. p., t. 4, p. 28. Lettre à Mme de Rasac, 25 février 1845.

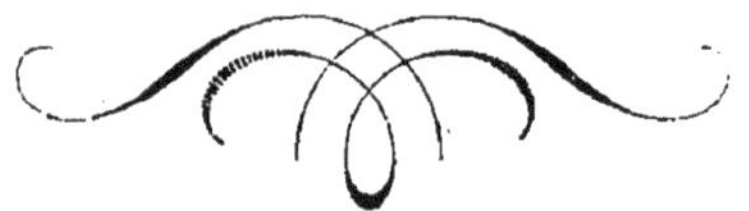

I.

FOLIE ET HALLUCINATIONS. — EXEMPLES D'ALIÉNATIONS MENTALES ET D'HALLUCINATIONS DES CINQ SENS JUSQU'AU XVe SIÈCLE.

> Detexit quo doloso vaticinandi furore sacerdotes mysteria, illis sæpè ignota, audacter publicant.
> (PETRON., *Satyr.*)

Aucune branche de l'art de guérir plus que l'histoire de la folie, a dit Sprengel (1), ne reflète d'une manière plus évidente et plus claire les principes philosophiques dont les théories ont presque toujours été empruntées par les médecins.

Nous raisonnons à peu près tous de la même façon sur la faveur distinctive que chacun de nous possède du talent, de la naissance, de la fortune, pourvu que le moral conserve son équilibre heureux; le jugement, sa justesse normale. Les facultés intellectuelles, mentales, viennent-elles à être bouleversées par la maladie, nous ne devons plus nous fier à la rectitude des sens, à la vérité de nos jugements, de nos idées, de nos raisonnements.

L'idiotisme n'est pas une maladie; c'est plutôt une infirmité: on a eu raison de dire « qu'il existe des bêtes humaines! »

(1) *Histoire de la Médecine*, trad. franc. de Jourdan, t. I. Introd. Paris, 1815

Les imbéciles, susceptibles d'un certain degré de perfectibilité, tiennent le milieu entre les idiots et les hommes qui possèdent une intelligence commune. Anciennement, dans les pays déserts, dans des forêts épaisses, on a plus d'une fois rencontré des imbéciles à l'état sauvage. Joachim Camerarius a raconté une foule d'histoires qui attestent qu'autrefois les idiots se perdaient assez facilement. Gonner affirme que, dans les bois de la Lithuanie, on prit au milieu des ours un jeune garçon qui marchait à quatre pattes, qui fut longtemps à apprendre à se tenir debout, qui finit à la longue à articuler quelques sons rudes, et qu'on eut beaucoup de mal à apprivoiser. Dresserus a recueilli des faits analogues, et cite entr'autres histoires, celle d'un jeune enfant de village qui, vers 1544, au landgraviat de Hesse, fut perdu et retrouvé au milieu de loups. On lit, dans Goulard-Simon (1), plusieurs anecdotes relatives à l'existence d'hommes passée parmi des bêtes. Boerhaave, dans ses cours, parlait d'un imbécile que l'on avait trouvé en Hollande parmi des troupeaux de chèvres sauvages: il leur avait emprunté les goûts, les mœurs et même le chevrotement.

Les hallucinations ne constituent pas toujours un symptôme de folie: mille faits physiques et moraux le prouvent (2). Une préoccupation intellectuelle, une disposition pathologique de l'organisme, une illusion d'optique, suffisent quelquefois pour les faire naître, sans que, pour cela, il y ait trouble de la raison. Néanmoins, dans l'étude de la folie, l'attention doit être portée sur les phénomènes qui caractérisent l'hallucination. L'halluciné, comme le dit M. Calmeil (3), porte en partie le monde dans son propre cerveau, donnant raison à l'hypothèse des berkeleistes (4), pour lesquels les corps extérieurs

---

(1) *Histoires admirables et mémorables*, etc., Paris, 1600. 2 vol. in-12.

(2) Brierre de Boismont, *des Hallucinations*, p. 28.

(3) L. F. Calmeil, *de la Folie;* Paris, 1845, 2 vol.

(4) Berkeley, œuvres, éd. d'Arbuthnet, Londres, 1784, 2 vol. in-14. Berkeley a exposé son système d'idéalisme dans les *Principes de la connaissance humaine*, 1710; et dans les *Dialogues d'Hylas et de Philonoüs*, 1713, trad. en franç., par l'abbé Gua de Malves, 1750.

n'existent pas, et qui veulent que ce soit par une illusion mensongère que nous leur accordons la réalité.

Parmi les éléments principaux de la folie, on doit faire figurer, avec les hallucinations, le désordre de la volonté, l'aliénation des facultés morales, les idées fausses, les sensations illusoires, les jugements erronés.

L'expression des traits, de la physionomie, du regard, la démarche, le maintien, les gestes, les cris, les rires, les chants, les lamentations, la nature des projets, l'obstination de la quiétude et du silence, les tics, les poses, les vêtements, l'agitation, font reconnaître celui qui est aliéné, qui n'a pas toute sa raison, qui n'a jamais raisonné.

Ce qui annonce la manie, ce sont des gestes désordonnés, le trouble, le bouleversement de toutes les fonctions de l'entendement, un tableau d'emportement et de violence qui frappe extraordinairement ceux qui, pour la première fois, en sont les témoins. L'inattention, les actes tumultueux, l'énergie et la puissance musculaire doublée, triplée même, la continuité du babillage, les idées sans liaison, ni suite, ni ensemble, la malpropreté sont le propre de la manie. L'irrégularité dans l'entendement, l'absence de toute réflexion distinguent spécialement les maniaques des monomaniaques chez lesquels il y a contention d'esprit, chez lesquels aussi l'action de certaines facultés morales et intellectuelles a lieu comme chez ceux qui ne sont pas privés de raison.

C'est une épisode plutôt qu'une complication de la manie que la fureur qui, selon l'idée de M. Calmeil, est une sorte de tempête s'élevant dans les passions, les idées, et donnant naissance aux actes les plus frénétiques.

Ainsi que nous venons de le dire, la monomanie n'est qu'une aliénation partielle des fonctions intellectuelles et morales. La monomanie *intellectuelle* présente pour caractères un assemblage de fausses idées liées à un faux principe; la monomanie *morale* présente pour caractères la perturbation de sentiments affectifs, tels l'amour paternel, maternel, filial, celui de ses semblables; l'exagération d'autres sentiments, tels l'ambition, la jalousie, la présomption, la haine; la séduction des inclinations, des penchants qui entraînent de mille façons et présentent la monomanie incendiaire, homicide, la nostalgie, la lypémanie, la nymphomanie, la démonomanie, le vampirisme, la choréomanie, l'érotomanie, le somnambulisme, etc., etc. De ces espèces, celles qui ont le plus affligé l'humanité sont la théomanie, avec ses idées de mysticité, de miracles, de prédictions; la démonolâtrie, avec le culte, les hommages envers le Dieu de l'enfer et la jouissance de commettre tous les crimes qui viennent du génie du mal; la démonopathie, partout contagieuse, presque toujours compliquée de catalepsie, avec la haine de Dieu, et qui a régné dans les couvents dont les religieuses devenaient *possédées;* la zoanthropie, enfin, qui est une aberration de la sensibilité et qui donnait la faculté des transformations en hiboux, chats, loups, etc.

Dans l'enfance des Sociétés, l'intervention d'une cause divine était admise dans tous les phénomènes qui s'offraient dans le monde. Toutes les traditions du passé, profanes ou sacrées, toutes les convictions populaires prouvent l'existence des esprits, indispensables d'intervenir, comme causes occasionnelles, entre les cieux et la terre, entre Dieu et les hommes. Y a-t-il un autre mode d'explication dans les livres Hébreux et chez les Grecs, avant la révolution scientifique à la suite de laquelle les prêtres n'eurent plus le monopole exclusif des connaissances, à la suite de laquelle, encore, les interprétations théologiques furent renversées par la discussion, possible quand le caractère sacré fut banni de semblables données?

Dans les premières pages de la Génèse, on lit que l'entrée du Paradis terrestre fut confiée à un chérubin aux ailes flamboyantes: C'est le démon, déguisé en serpent, qui fait décheoir la première femme de son innocence. Les anciens Parsis ou Guèbres, ministres des Zoroastre (521 av. J.-C.), admettaient une quantité de puissances spirituelles. Hésiode (*Théogonie ou généalogie des Dieux*) Platon, Aristote, Homère ont peuplé le monde de génies, d'esprits surnaturels relativement à l'homme, tout aussi nombreux que ceux que croyait compter par millions le prophète Ezéchiel (599 av. J.-C.).

On se rappelle Circé dans l'Odyssée d'Homère, Médée dans la Métamorphose d'Ovide, Tirésias dans l'Œdipe de Sénèque, Erisichto dans la Pharsale de Lucain, Canidie dans les Épodes d'Horace, Manto dans la Thébaïde de Stace, Antonoe dans Silius Italicus (1).

Une des plus anciennes histoires d'aliénation mentale que nous ait léguée la tradition est celle de Saül (1080 av. J.-C.) Saül désobéit au Seigneur. « Depuis lors l'esprit du Seigneur se retire de lui, et il est agité du malin esprit envoyé par le Seigneur (2)... Il paraissait au milieu de sa maison comme un homme qui est transporté hors de soi (3)... » Plus loin : « Après que David eut parlé de la sorte à Saül, Saül lui dit : N'est-ce pas là votre voix que j'entends, ô mon fils David? En même temps, il jeta un grand soupir et versa des larmes (4). » Cette histoire n'offre-t-elle pas un exemple de mélancolie, de démonomanie? N'y voit-on pas aussi que les anciens attribuaient la folie à une influence divine? C'est, d'après le P. Augustin Calmet (5), un exemple de possession et non d'obsession : pour cet auteur, la possession agissait en dedans, et l'obsession en dehors, témoin Sarah, fille de Raguël, obsédée par le démon Asmodée qui avait fait mourir ses sept premiers maris (6).

La zoanthropie fut une des formes les plus fréquentes d'aliénation mentale dans les temps les plus reculés. Nous avons recueilli une foule d'exemples : citons en quelques-uns. Lycaon, roi d'Arcadie (1643 av. J.-C.), fut changé en loup, ainsi que le rapporte Ovide :

> Territus ipse fugit, nactus que silentia ruris
> Exulat, frustràque loqui conatur. —

---

(1) *Controverses et recherches magiques* de Martin del Rio, VI liv., trad. André Duchesne, 1611.

(2) Liv. des Rois, c. XVI, *v.* 4. — Sainte Bible, de Le Maistre de Sacy, t. III, Paris, 1711.

(3) Liv. des Rois, c. XVIII, *v.* 10.

(4) Liv. des Rois, c. XXIV, *v.* 17.

(5) R. P. dom Augustin Calmet, *Traité sur les apparitions des esprits et sur les vampires ou les revenants*, 2 vol. Paris. 1751.

(6) Tob. III, 8.

Les Prœtides, filles du roi Prœtus d'Argos (1498 av. J.-C.), se croyaient changées en vaches, et parcouraient la Thrace en beuglant. Le devin Melampus les guérit avec de l'ellébore (1), qui, mille ans plus tard, était encore le purgatif d'Hippocrate, et qui prouve que déjà on attribuait la mélancolie à la bile noire. — Les compagnons d'Ulysse furent transformés en pourceaux par l'enchanteresse Circé (1280 av. J.-C.). — Mœris, devenu loup, se cachait dans les bois, comme le dit Virgile dans son églogue *Pharmaceutria :*

His (*par de tels charmes*) ego sæpè lapum fieri, et se condere sylvis. —

On lit dans Pline cette phrase : *Hōmines in lupos verti, rursùm qui restitui sibi falsum existimare debemus, aut credere omnia quæ fabulosa sæculis comperimus* (2). — Saint Augustin raconte (3), d'après Varron, qu'un nommé Démétrius resta en loup pendant dix ans, et reprit ensuite sa première forme.—Saint Macaire (300 de J.-C.) plongea dans l'eau bénite une femme qui se croyait changée en cavale (4). — Bodin (5) nous dit que Jean Trithème (1462-1516) avance (6) qu'en l'an 626, Baian, roi de Bulgarie, se transformait en loup quand il le voulait, et se rendait invisible quand il le voulait aussi. — A. Bosquet raconte, dans sa *Normandie pittoresque*, que l'empereur Sigismond (1366) avait voulu pénétrer le mystère de la lycanthropie et manda les plus doctes théologiens qui, en sa présence, reconnurent, après mille preuves lumineuses, que la transformation des hommes en loup-garoux (7) était un fait positif, et que soutenir le contraire était tourner à l'hérésie.

---

(1) S. Hahnemann, *Diss. hist. et méd. sur l'elléborisme* dans *Études de médecine*. Paris, 1855, t. II, p. 157.

(2) Liv. VIII, ch. XXII.

(3) Cité de Dieu. l. XVIII, c. XVII.

(4) Leloyer, *Des Spectres*, p. 924.

(5) *De la Démonomanie des Sorciers*, par J. Bodin, Angevin. Anvers, chez Jehan Keerberghe, 1592, p. 197.

(6) *Chroniques d'Hirsauge*, Saint-Gall, 1690, 2 vol. in-fol.

(7) *Gerulphus* en latin du moyen-âge. — *Garval*, vieux mot employé en Normandie.

L'histoire de Nabuchodonosor, 605 ans av. J.-C., se rattache à une forme de la lypémanie. Sa disgrâce pendant plusieurs années, qu'il passa sans doute dans l'exil, ainsi que le veut l'historien Fl. Josèphe (1), ainsi que le fait remarquer E. Salverte (2), s'explique parce que ce prince était feudataire de Syrie et de Babylonie, soumis à l'empire persan. Au rapport d'un historien arabe, Tebry (3), qui semble versé dans la connaissance des plus vieux écrivains de l'Orient, Nabuchodonosor, disgracié par le Roi des rois, fut, postérieurement à une victoire éclatante devant Jérusalem, rétabli sur le trône, plus puissant que jamais. Daniel (4) ne fait que montrer dans l'état de dégration ce prince détrôné, exilé. « Voici ce qui est annoncé, ô Nabuchodonosor roi! votre royaume passera à d'autres mains (5)... vous serez chassé de la compagnie des hommes... vous mangerez du foin comme un bœuf: et sept ans passeront sur vous (6)... Et après que le temps marqué eut été accompli, moi, Nabuchodonosor, je levai les yeux au ciel; le sens et l'esprit me furent rendus, etc. (7). » Les Septante qui veulent que ses cheveux devinrent semblables à la crinière d'un lion; la vulgate, aux plumes d'un aigle, ne font qu'ajouter à la peinture que fait Daniel. Saint Epiphane prétend que, tout en conservant la pensée et les sentiments d'un homme, Nabuchodonosor était vraiment moitié bœuf, moitié lion. De même que l'effroi et la peur de Saül désobéissant le font démonomaniaque, de même l'orgueil et l'ambition rendent Nabuchodonosor lycanthrope, à la suite d'hallucinations. C'est toujours l'explication religieuse qui domine. Eusèbe Salverte fait remarquer le rôle important qu'ont joué dans les religions orientales les formes de l'homme, de l'aigle, du bœuf, du lion, qui, pendant

(1) *Ant. jud.* liv. x, c. II.

(2) *Sciences occultes*, p. 43, 44, 45.

(3) Trad. angl. de sir Fr. Gladwin.—D'Herbetot, *biblioth. orient.*, art. Bahman.

(4) C. IV, *v.* 30.

(5) Id., *v.* 27.

(6) Id., *v.* 29.

(7) Id., *v.* 31.

2153 ans, ont été les indices des points équinoxiaux et solstitiaux. Avec quelle efficacité, dit-il, l'aspect de cet emblème n'aura-t-il point aidé à la croyance du mythe merveilleux !

C'est aussi l'explication religieuse qui dominait chez les Grecs, où les maladies, surtout l'aliénation mentale, avaient une origine sacrée. Telles les Furies Maternelles qui jettent Méléagre (1330 av. J.-C.) dans l'accablement ; qui le rendent meurtrier des frères de sa mère ; qui, à l'approche d'une armée ennemie, n'est réveillé que par la voix de son épouse de son pénible affaissement, de ce poids qui, comme un lourd cauchemar, l'abat et le domine ; qui, enfin, retombe dans une sombre torpeur. Telles encore les Euménides qui torturent et harcèlent jusque dans Athènes le fils d'Agamennon, Oreste (1200 av. J.-C.), parricide par vengeance, et que de longues courses guérissent pour qu'il règne ensuite. Le poète Eschyle qui le représente dans le désespoir, attaqué par les Furies, en butte aux sifflements d'odieux serpents qui le glacent de peur, et, dans un accès de frénésie, se ruant sur son arc pour éviter les infernales déités, a offert un tableau saisissant d'hallucinations.

Les monuments littéraires, religieux, historiques de l'humanité, nous offrent à chaque page, nous présentent en chaque lieu des peintures d'hallucinations. Nous en avons recueilli un grand nombre, dans de nombreuses lectures, et nous désirons citer plusieurs exemples.

Apparitions, évocations, esprits incubes et succubes, fantômes, farfadets, follets, génies familiers, lares, lutins, mânes, obsessions, ombres, revenants, spectres, simulacres, vampires, visions fantastiques, tout cela a pris naissance dans le cerveau de certains hallucinés.

Les hallucinations peuvent agir sur les cinq sens.

On observe surtout les hallucinations de l'odorat chez les extatiques qui se vantent de flairer les odeurs les plus délicieuses, les plus suaves. C'est une perversion du sens du sens de l'odorat qui fait que certaines femmes éprouvent tant de bonheur à respirer l'odeur de plantes alliacées, de la corne brûlée, de l'ase fétide, quand elles ont de la répugnance à flairer le parfum du jasmin et de la violette.

Les hallucinations du goût se présentent aussi fréquemment. Tout le monde sait que les meilleurs vins, les mêts les plus exquis, paraissent doués d'une saveur amère à quiconque est affecté d'un rhume éphémère. Il arrive aussi très-fréquemment de voir de jeunes filles chlorotiques, des femmes grosses manger avec délices des substances repoussantes et détestables, ainsi des araignées, de la suie, de vieux chiffons, etc., etc.

Les hallucinations de l'ouïe, dites hallucinations vocales, sont, avec les hallucinations visuelles, les plus fréquentes. L'halluciné entend, au milieu de la solitude, des voix inconnues. Tantôt ce sont des plaintes qui s'exhalent du sein d'une pierre, de la profondeur d'une tombe, de l'épaisseur d'un meuble, du fond de la terre. A Charenton, une femme entendait dans ses intestins un coq chanter. Une vieille religieuse prétendait que ses chats connaissaient plusieurs langues, savaient dire quelques prières latines, répétaient plusieurs phrases de dévotion. — Des anges annoncent à Loth (2300 av. J.-C.), neveu d'Abraham, la ruine de Sodome et de Gomorrhe. — Abraham et Loth n'entendent pas seulement la voix des êtres par laquelle est prédité la naissance d'Isaac au premier, la ruine des villes infidèles au second (hallucinations vocales), il leur avait été possible de voir face à face les envoyés de Dieu, qui agirent et marchèrent en leur présence. — Il apparut des spectres dont les menaces effrayaient les Egyptiens pendant les ténèbres dont Moïse frappa l'Egypte (1700). — Un ange menace Balaam (1489 av. J.-C.). — La nouvelle de la délivrance d'Israël du joug des Madianites est annoncée par un ange à Gédéon (1349-1309 av. J.-C.). — C'est encore un ange qui annonce à Manué la naissance de Samson (1172 av. J.-C.). — Le pieux Enée veut quitter la belle Didon : il lui parle de ses rêves ; il lui dit que, chaque nuit, il est effrayé par la pâle figure de son père Anchise.

Me patris Anchisæ quoties, humentibus umbris,
Nox aperit terras, quoties astra ignea surgunt,
Admonet in somnis et turbida terret imago.

Quand la nuit d'un long crèpe enveloppe les cieux,
L'ombre pâle d'Anchise apparaît à mes yeux
Et de songes affreux épouvante mon âme.—

C'est pour satisfaire aux terreurs d'un songe que la cruelle Athalie (876 av. J.-C.) conçoit le projet d'immoler son petit-fils. — Numa Pompilius (714 av. J.-C.) parlait avec la nymphe Egérie, aussi bien que Mahomet avec l'ange Gabriel, et Luther avec le Diable. — On connaissait à Athènes le génie qui, par ses sages avis, conduisait Socrate (470-400 av. J.-C.) dans le chemin de la Sagesse.—Platon (1) raconte que ce même philosophe se persuada qu'il mourrait dans trois jours, et que cette persuasion devint une réalité, après avoir entendu en songe ce vers d'Homère :

> Ἤματι κέν τριτάτῳ φθίην ἐρίβωλον ἵκοιο,
> Tu verras dans trois jours ces fertiles contrées.

Cicéron (2) rapporte qu'avant la défaite des Lacédémoniens à Leuctres (371 av. J.-C.), on entendit des armes qui rendaient son d'elles-mêmes : à Thèbes, les portes du temple d'Hercule s'ouvrirent spontanément, et les armes pendues contre la muraille furent trouvées à terre. — Les oreilles de Dion de Syracuse (357 av. J.-C.) étaient effrayées par le tapage que faisait autour de lui un spectre à taille colossale. — Au rapport de Pline et de Tacite, le préteur Rufus (150 av. J.-C.) fut poussé au sommet des grandeurs et des dignités par un spectre de femme qui le conseillait. Ce même Rufus, qui fut consul avec M. T. Curio, songea qu'il perdait la vue : il se réveilla aveugle (3). — Suétone affirme que ce fut à la rencontre d'un spectre que Drusus (122 av. J.-C.) dût de faire rebrousser chemin à son armée victorieuse qui avait mis tout à feu et à sang au-delà du Rhin. — Comme Oreste, Néron (37 av. J.-C.) ne savait que faire pour fuir le spectre maternel qui le harcelait de ses persécutions. — Brutus (42 av. J.-C.) était profondément occupé à réfléchir la nuit, dans sa tente, sur les périls qui allaient fondre sur la mère patrie par la

(1) *In Crit.*

(2) *De divin.*

(3) Avicenne, dont le vrai nom est Abou-Ibn-Sina, médecin arabe (980-1037), raconte qu'un de ses clients rêva qu'il avait une jambe de pierre : il devint paralysé.

puissance d'Antoine et d'Octave, quand il vit entrer un génie à taille gigantesque qui lui dit : je suis ton mauvais génie, Brutus : tu me reverras dans les plaines de Philippes ! — Au fort de la bataille, l'ombre de Jules César, montant un cheval fougueux et se battant à la tête de l'armée ennemie, apparut à Cassius (42 av. J.-C.)=L'histoire sacrée fourmille d'exemples d'hallucinations vocales. Hermas (92 de J.-C.) dormait lorsqu'une voix lui dicta, dit-on, l'ouvrage grec intitulé *le Pasteur*, qui est un des plus anciens monuments du christianisme, et qui a joui d'une grande autorité (1). — Quelques jours avant son martyre, Perpétue (203) vit la forme spirituelle du diacre Pompanius avec lequel elle s'entretint : elle vit aussi celle de son frère Dinocrate, mort à sept ans d'un cancer à la joue. — A la même époque (203), le païen Basilidès, archer sous Septime Sévère, et bourreau d'une foule considérable de chrétiens, mourut lui-même pour la cause du Christ, après la visite de Potamienne qui lui marquait sa place dans le ciel (2). — Saint Cyprien (248) raconte qu'un esprit admonesta avec menaces et sévérité un évêque qui, pendant une persécution, montra de la faiblesse. — Cyprien lui-même comprit qu'il n'avait plus qu'un seul jour pour se préparer à mourir, à l'aspect d'un génie céleste qui s'offrit à lui sous l'apparence d'un homme jeune. — Irène, fille de l'évêque de Spiridion (274), parut à son père pour lui montrer de splendides richesses confiées à sa garde, de son vivant. — Sulpice Sévère raconte que St-Martin (316) vit un jour le Diable dans un appareil somptueux et d'une richesse inouïe : bien plus fréquemment, l'évêque de Tours se vit entouré d'anges. — Comme Tacite, le philosophe empereur Julien (331) ne pouvait feindre la frayeur qu'il avait de la vue des spectres : c'était le génie d'Esculape qui assistait l'Apostat quand il était malade : ce fut

(1) Ce livre est divisé en trois parties (*les Visions, les Préceptes et les Similitudes*). L'original grec est perdu. Il ne reste plus qu'une version latine insérée par Cotelier dans ses *Monuments des Pères qui ont vécu dans les temps apostoliques.* Paris, 1672.

(2) Eusèbe, l. VI, c. IV

un génie, au dire d'Ammien Marcellin (1), à la figure sombre, au teint hâve, qui, s'offrant à lui sous sa tente, lui prédit sa mort. — Pline (2) a d'écrit les voix que l'on entendit à l'époque des guerres des Cimbres, et entr'autres plusieurs voix du Ciel, et l'alarme que sonnaient des trompettes horribles (120 av. J.-C.). — « Mille prodiges, dit Gaffarel (3), annoncèrent la prise de Jérusalem (66 de J.-C.): on vit souvent en l'air des armées en ordre avec contenance de se vouloir choquer: et un jour de la Pentecôte, le grand prestre entrant dans le temple pour faire les sacrifices, que Dieu ne regardait plus, on ouït un bruit tout soudain, et aussitôt une voix qui cria: *Naaüour mizeb*, retirons nous d'ici. Je laisse l'ouverture de la porte de cuivre sans qu'aucun la touchât, et tous les autres prodiges couchés dans Josèphe.» (4) — La tête de Gabinius (69 av. J.-C.), qui était mort, annonça à Sextus Pompée que les dieux infernaux étaient contents de lui, et qu'il réussirait dans son entreprise (5). — Lucien (6) raconte l'aventure du philosophe Arignote. Il y avait à Corinthe, dans le quartier appelé Cranaüs, une maison ayant appartenu à Eubatide. Le philosophe y passe la nuit. Un spectre y apparait, mais des invocations magiques le chassent. Le lendemain, on pratique des fouilles à l'endroit ou Arignote l'avait vu. On y trouve un squelette. — Une histoire analogue à celle de Lucien est racontée par Pline (7). Il y avait à Athènes une maison déserte. Un spectre, sous la forme d'un vieillard amaigri, chargé de chaines qu'il secouait horriblement, avait

---

(1) Liv. XXV.

(2) L. VII; c. 56.

(3) *Cvriositez inovyes svr la svulptvre talismaniqve des Persans*, 1637.

(4) Virgile, qui passa à Naples pour sorcier, dit à propos de semblables prodiges:

> Armorum sonitum toto Germania cœlo
> Audiit : in solitis tremuerunt motibus Alpes.
> Vox quoque per lucos vulgo exaudita silentes
> Ingens ; et simulacra modis pallentia miris
> Visa sub obscurum noctis, pecudesque locutæ.
>
> (Georg. liv. I.)

(5) Pline, l. VII. c. 52.

(6) *In Philo-pseu.* p. 840.

(7) l. VII. lettre 27.

fait abandonner cette maison. Le philosophe Athénodore demande à y coucher. Il voit le fantôme, qui l'appelle, lui fait signe de le suivre, ce que fait Athénodore, étant bien éveillé : arrivé dans la cour de la maison, le fantôme disparaît. A cet endroit, les magistrats font une fouille le lendemain : on trouve des os enlacés encore dans les chaînes; on les rassemble, on les ensevelit publiquement, et, depuis lors, le fantôme ne trouble plus le repos de la maison. — Une marque de la faveur des Dieux pour moi, disait le sage Marc Aurèle (121-180), c'est que, dans mes songes, ils m'ont enseigné des remèdes pour mes maux, et particulièrement pour mes étourdissements et mon crachement de sang. — L'effigie de Basilicus annonça à Jean Chrysostôme (344), qui se rendait en exil, qu'il ne vivrait plus qu'un seul jour. — Saint Ambroise (346) raconte qu'il apprit des choses d'une importance considérable de la bouche d'Anochalius, de St-Paul, de St-Gervais et de St.-Protais. Averti du jour de la mort de St.-Martin à Tours, il annonça aux assistants l'instant du trépas du confesseur (1). — L'ombre de Ste.-Agnès, ayant visité pendant une maladie Constantia, fille de Constantin, (347), cette dernière bâtit un temple en son honneur. — Jésus, fils d'Ananus, (350), simple paysan, prédit, quatre ans avant, la guerre et la prise de Jérusalem. Ni les mauvais traitements, ni les fouets d'Albinus ne l'empêchèrent de crier : Malheur, malheur sur Jérusalem ! Il ajouta un jour : Malheur sur moi ! Et une pierre, lancée par la machine des Romains, l'atteint et le tue (2). — St.-Augustin (354), allant consulter St.-Jérôme, entendit la voix de ce saint, au milieu d'un rayon d'une lumière éblouissante, qui tout-à-coup vint l'assaillir. — Des anges à la voix tonnante prédirent à Prétextata sa mort prochaine pour avoir donné de mauvais conseils à la nièce d'Himmétius. — Saint Louis (1215), étant un jour tombé malade, entendit au milieu des transports d'une fièvre ardente une voix céleste : « Roi de France, tu dois venger les outrages faits

(1) Grégoire de Tours, *De Miracul. St.-Mart.* l. 1, c. 5.

(2) Fl. Josèphe, *Guerre des Juifs contre les Romains* l. VI, c. XXXI. — Br. de Boismont, *loc., cit.*, p. 252.

à Jésus Christ. Le ciel l'a choisi. » Sacrifiant les prières de l'amitié à cette injonction, inébranlable dans ses projets, le roi reçoit la croix de Pierre d'Auvergne, dont l'imagination était exaltée par le jeûne, le silence, la prière et la solitude (1).

Passons aux hallucinations visuelles, qui se manifestent surtout la nuit. Les individus atteints de cette sorte d'hallucinations sont connus sous le nom de Visionnaires. Nous avons rassemblé les exemples les plus frappants de l'antiquité. Ce sont ceux qui sont le plus nombreux. Abraham (2300 av. J.-C.) eut neuf apparitions : Dieu lui parlait de la destinée qui attendait sa postérité. — On lit dans le livre des Juges que Satan chercha à mettre le corps de Moïse dans le ravissement (1725 av. J.-C.). Un ange, prenant le nom de Dieu, apparut dans le buisson ardent d'Horeb à Moïse et lui donna les tables de la loi sur le mont Sinaï (2). — Le devin Balaam aperçut distinctement l'ange qui effrayait son ânesse : il se tenait debout, une épée nue à la main. — C'est sous la forme d'un homme que se présenta à Josué (1605 av. J.-C.), près de Jéricho, l'ange qui lui enjoignit de se déchausser pour fouler la terre promise. — Ce fut la nuit que la pythonisse d'Ain-dor (1080 av. J.-C.) évoque devant Saül l'ombre de Samuel : elle voit, dit-elle, un Dieu qui s'élève du sein de la terre (3) : l'ombre de Samuel apparut à Saül sous l'aspect d'un vieillard couvert d'une draperie blanche. — Elisée, qui guérit Nahaman (835 av. J.-C.), et les autres prophètes, dit saint Augustin, n'étaient point respectés par la plus grande partie du peuple, qui les regardait comme des insensés. Leurs paroles et leurs actions prouvent, en effet, d'une manière évidente, que le peuple avait raison, ainsi que le remarque M. Leuret (4). — C'était un bel adolescent que l'ange qui s'offrit pour conduire le jeune Tobie (714 av. J.-C.) à Ecbatane, et qui le ramena à la maison paternelle. — Isaïe allait nu et sans souliers pour être, disait-il, comme un prodige qui marque ce qui doit

(1) Michaud ; *Histoire des Croisades*, 6e édit.

(2) Exod. 3, 6, 7. — Cf. dom A. Calmet, loc. cit., t. I, p. 18.

(3) Reg., l. I, c. XXVIII.

(4) *Fragm. psychol. sur la Folie.* Paris, 1834.

arriver. — L'ange qui causa d'abord une frayeur si grande à Daniel (606 av. J.-C.), qui l'apostropha sur les bords du Tigre, était vêtu de lin, portait une ceinture d'or, reluisait comme la chrysolithe, jetait du feu par le regard, et imitait à lui seul le tumulte d'une multitude de voix. — Une voix ordonne à Ezéchiel (599 av. J.-C.) de marcher dans la campagne : il voit la gloire du Seigneur, et tombe le visage contre terre. L'esprit entre en lui, lui enjoint de s'enfermer dans sa maison, où il sera enchaîné, où sa langue s'attachera à son palais, où les excréments humains souilleront ses aliments, etc. Analysant ces faits, M. Leuret, après avoir déterminé les hallucinations de l'ouïe et de la vue, rapproche du mutisme du prophète une observation, dont est l'auteur M. Ch. Lens, où une jeune fille resta quatre jours muette et aveugle, après une hallucination. Ezéchiel, maniaque, exalté, enchaîné, a écrit ce dont il a été victime, non autrement que le font certains aliénés dans un instant de calme ou quand la convalescence commence, alors que l'aliénation n'est plus pour eux qu'un rêve. — Simonide (558 av. J.-C.), ayant rencontré sur son chemin le cadavre d'un homme, l'inhuma : plus tard, il lui sembla que ce même homme lui donnait le conseil de ne pas monter sur un vaisseau où il était sur le point de s'embarquer. Le vaisseau fit naufrage (1). — Hippias, tyran d'Athènes (500 av. J.-C.) songea la veille de sa mort qu'il était précipité de la dextre de Jupiter en terre. — A la bataille de Platée (479 av. J.-C.), l'air retentit d'un cri épouvantable que les Athéniens attribuèrent au dieu Pan, et qui dérouta les Perses effrayés : c'est là, dit-on, l'origine du mot *frayeur panique*. — Quatre ans après la bataille de Marathon, écrit Pausanias (2), on entendait chaque nuit le hennissement des chevaux et le cliquetis des armes dans le lieu où se livra la bataille : tous les curieux n'étaient pas témoins de ce bruit, et il n'y avait que ceux qui parcouraient la plaine sans préméditation qui l'entendaient. — Le

(1) Valère Maxime, l. I, c. I. — Plutarque, *Des Oracl. de la Pyth.*, p. 154 — Philostrate, *Vie d'Apollonius*, l. VIII, c. X.

(2) Pausanias, *Voy. hist. en Grèce* (150 de J.-C.).

général lacédémonien Pausanias (477 av J.-C.), meurtrier d'une jeune fille byzantine, Cléonice, dont la réputation de beauté l'avait impressionné, fut jour et nuit obsédé de l'ombre de sa victime : ayant pieusement évoqué cette ombre, le spectre lui annonça qu'il trouverait le repos dans sa patrie. On sait, au rapport de Plutarque (1), que Pausanias, accusé d'être traître aux intérêts de Sparte, y mourut de faim dans un temple dont les issues furent murées de la main paternelle ; et le cadavre du meurtrier fut jeté aux chiens par la main maternelle.—A l'attaque du temple de Delphes, les Gaulois (390 av. J.-C.) furent effrayés de l'apparition de trois héros ensevelis aux environs de la ville, et reconnus pour les ombres d'Hyperochus, de Laodocus et de Pyrrhus, fils d'Achille (2).—Aristote (3) parle d'un hypochondriaque qui dans la solitude s'extasiait devant les plus beaux spectacles auxquels il croyait assister. — Bessus, l'assassin de Darius III, après la bataille d'Arbèles (335 av. J.-C.), Bessus, entouré de convives, écoute attentivement une voix que lui seul entend. Soudain, il saisit son épée, et, dans un accès de frénésie, court à un nid d'hirondelles qu'il écrase. « Concevez-vous, s'écrie-t-il, ces insolents qui osent me reprocher le meurtre de mon père (4) ! » — Cléarque, d'Héraclée (352 av. J.-C.), était, longtemps avant sa mort tragique, obsédé de la vue de fantômes dont les traits lui rappelaient les malheureux qu'il avait condamnés à mort d'une manière aussi injuste que tyrannique. — Cicéron (5) et Valère Maxime (6) racontent le rêve de deux amis qui couchaient dans la même auberge à Mégare. Pendant la nuit, l'un d'eux rêve que son compagnon était attaqué par des assassins. Il s'éveille, et, se sentant sous le poids d'un pénible cauchemar, il se rendort. Il rêve une seconde fois son ami, qui lui

---

(1) *In Cimone.*
(2) Améd. Thierry, *Hist. des Gaulois,* t. I, p. 174.
(3) *De Mirabil.*
(4) Plutarch., *De serâ Numinis vindictâ.* — Br. de Boismont, p. 112.
(5) *De divinat.*, l. I, § XXVII, p. 77.
(6) L. I, c. VII.

reproche sa lâcheté de ne l'avoir point défendu, et le supplie au moins de le venger; il ajoute qu'il trouverait son cadavre dans un banneau d'ordures aux portes de la ville. Ce n'était pas un rêve, dit Cicéron, mais une réalité. — Calpurnie (100 av. J.-C.), femme de César, songea que son mari avait été poignardé au sein du Sénat, dans la nuit même qui précéda ce meurtre (1). Horace parle d'un hypochondriaque qui était désolé d'avoir été guéri d'une maladie dans laquelle les plus grandes merveilles du théâtre s'offraient devant lui (2). = Nous trouvons dans les annales d'Espagne que Marie, appuyée sur une colonne de la ville de Saragosse, apparut à saint Jacques, et lui ordonna de dédier en ce même lieu une église en son honneur : cette église est la plus ancienne de l'Espagne, et peut-être de toute l'Europe. — Constantin (347) ayant donné l'ordre de bâtir une église en l'honneur de la Vierge, elle-même apparut à l'architecte et lui apprit le moyen d'élever les colonnes. — Jean le Précurseur, dont la tête avait été profondément enfouie par Hérodias, apparut, au cinquième siècle, à deux moines auxquels il indiqua le lieu où ils la découvriraient : ils oublièrent ce lieu, et, une seconde fois, le saint l'apprit au moine Marcel, non autrement que saint Ambroise connut de Gervais et Protais l'endroit où gisaient leurs corps. — Au seizième siècle, pendant le siége de Rome par les Goths, on vit saint Pierre défendre une partie des murailles.—Grégoire, évêque de Tours, dit qu'au pillage de Metz par les Huns, « un homme digne de foy aperceut en face sainct Estienne, comme deuisant et conférant de cette ruine avec les apostres sainct Pierre et sainct Paul. » — Vespasien (7 de J.-C.) songea qu'il serait empereur quand Néron aurait perdu une dent, ce qui arriva le jour suivant (3). Vespasien se

---

(1) Suétone, *In Aug.*, c. LXXXXI.

(2) *Epist.*, l. II.

Saint Augustin rapporte à Jésus-Christ ces vers célèbres de la quatrième églogue de Virgile :

> Ultima Cumæi venit jam carminis ætas ;
> Magnus ab integro seclorum nascitur ordo :
> Jam redit et Virgo, redeunt Saturnia regna.
> Jam nova progenies cælo demittitur alto.

(3) Bodin, loc. cit., p. 73.

fit proclamer empereur par l'armée d'Orient, envoyant ses généraux Mucien et Antonius Primus pour le faire reconnaître en Italie. — Dans un songe, Antonin Caracalla (118 de J.-C.) vit, armé d'un glaive, son père Severus, qui lui dit : De même que tu as tué ton frère, il faut aussi que tu meures de ce coup. — L'empereur Pertinax fut averti trois jours avant de mourir par une figure qu'il vit dans un étang et qui le menaçait l'épée au poing. — Saint Antoine (251), dans le désert, commence d'abord par être obsédé par les esprits des ténèbres : le démon lui met d'abord sous les yeux tous les biens qu'il a quittés, le trouble la nuit, le tourmente le jour, présente à son esprit des idées d'impureté : plus tard, il prend la forme d'une femme, puis la figure d'un enfant noir ayant une voix humaine. Encore plus tard, il le bat de telle sorte qu'il le laisse par terre tout couvert de plaies et sans pouvoir articuler une seule parole, par l'excès de ses souffrances. Une autre fois, il est encore battu ; et une foule de démons, qui entrent dans sa cellule, le percent de coups. Dans ce combat, le ciel ne l'abandonne point ; et un rayon du lumière, au milieu duquel une voix l'encourage, vient le délivrer de l'obsession des démons qui, sous la forme d'ours, de tigres, de lions, de taureaux, de serpents, de loups, dont il entendait les mugissements, les grincements, les sifflements, s'offraient à lui. Encouragé par la protection divine, il redouble de piété ; le démon, de son côté, redouble ses aggressions dans le désert, où Antoine passe vingt ans dans un château que ne pouvaient visiter ses amis, dont les oreilles étaient choquées par le bruit qui s'y faisait, bruit qu'on attribuait à des démons. Sorti de ce château, Antoine fait un discours à ses disciples. Il y montre les démons s'efforçant de jeter la terreur dans notre esprit : il nous raconte leurs transformations, leur grandeur prodigieuse, leur grosseur colossale, leurs vanteries, leurs artifices ; il y fait remarquer qu'il parle de faits qui ne lui sont pas seulement venus à l'esprit, mais bien sincères et véritables. « Dieu, dit-il, connaît à cet égard ma sincérité (1). » — Théodoric (455) ordonne

(1) Th. Archambault, trad. du *Traité de l'Aliénation mentale,* de W.-C. Ellis. Paris, J. Rouvier, 1840. — Introd.

la mort de Symmaque qui meurt dans les prisons de Ravenne. A table, il croit voir un jour, poursuivi par le repentir, les traits de l'infortuné Symmaque dans la hure d'un brochet énorme. A dater de cet instant, il tombe dans une mélancolie profonde qui ne finit qu'avec la vie (1). — Dans une peste qui, sous Justinien (483), décima plusieurs contrées de l'Egypte, on s'imaginait voir sur les flots des embarcations d'airain que montaient des hommes noirs sans tête. — A la même époque, Carthage était en proie à une des affections endémiques que, dans l'antiquité, on connaissait sous le nom de peste : frénétiques, transportés, exaltés, la plupart des malades sortaient en armes pour chasser l'ennemi qu'ils pensaient avoir pénétré dans la ville (2). — Dans la peste de Néo-Césarée, on s'imaginait aussi que des fantômes entraient et erraient dans les maisons. — Au temps de Charlemagne (742), on apercevait clairement les phalanges des sorciers se battre dans les cieux (3). — Turpin (745) raconte, d'après une vision qu'il eut, la manière dont l'âme de Charlemagne fut délivrée des mains des démons. — Charles-le-Chauve (823) crut parcourir l'enfer et le purgatoire. — A la bataille d'Antioche (1098), au plus fort de la mêlée, saint Théodose, saint Démétrius, saint Georges vinrent au secours des Croisés, qui les virent (4). — L'empereur Henri III apprit sa mort par un fantôme représentant un cavalier qui faisait caracoler son cheval, et par deux autres qui se battaient

---

(1) Procope, *de bell. Italic.*

(2) Diod. de Sic., l. XV, c. IX.

(3) F[d] Denis, le *Monde enchanté.* — Les lois saliques, les commentaires de César nous apprennent que l'Allemagne était peuplée de sorciers. Le plus ancien monument où il est fait mention des assemblées nocturnes des sorciers est dans les Capitulaires. Ces assemblées célébraient Diane ou la lune, et non Lucifer. « *Quædam sceleratæ mulieres*, dit Baluze (*Capitular. fragm.*, c. XIII), *dæmonum illusionibus et phantasmatibus seductæ, credunt se et profitentur nocturnis horis cum Dianâ, paganorum deâ, et innumerâ multitudine mulierum, equitare super quasdam bestias, et multa terrarum spatia intempestæ noctis silentio pertransire, ejusque jussionibus veluti Dominæ obedire.* »

(4) Michaud, *Hist. des Croisades*, t. I.

en duel dans la basse-cour d'un palais de Milan. — Alexandre III, roi d'Ecosse (1249-1286), fut averti de sa mort par un spectre qui dansa publiquement au bal. — Les Amoméens, les Béguines, les Bégards, les Quiétistes du mont Athos prétendaient voir Dieu face à face, dans leurs accès contemplatifs. D'anciens démonolâtres qui prétendaient avoir été témoins de danses de démons, les avoir vus sous mille formes bizarres, au sabbat, peuvent être rangés dans cette classe de visionnaires. — Exténués par la fatigue, la faim, le désespoir, sur le radeau où ils avaient été si cruellement laissés, les naufragés de la *Méduse* étaient en proie à des illusions extatiques, dont le charme quelquefois offrait un contraste affreux avec leur état désespéré (1).

Terminons, enfin, par citer quelques exemples d'hallucinations du toucher. Jacob (2300 av. J.-C.) revenant de Mésopotamie, lutta avec un ange qui le bénit dans le lieu qui, depuis, porta le nom de Phanuël : cet ange avait commencé par lui paralyser une partie de la jambe en lui desséchant un tendon par son simple attouchement. — Des dragons enlevèrent Triptolème, fils de Célée, roi d'Eleusis : Ganymède, fils de Tros, fut enlevé par un aigle (2300 av. J.-C.). — Sarah, fille de Raguël, fut en butte aux persécutions d'un esprit, appelé Asmodée : cet esprit avait mis à mort sept de ses maris, au moment où ils avaient voulu user de leurs droits auprès de leur nouvelle femme. — Ajax (1200 av. J.-C.) est si courroucé de l'adjudication à Ulysse des armes d'Achille qu'il entre en fureur. Il prend pour des Grecs un troupeau de pourceaux ; et, s'armant de son épée, il les frappe à coups redoublés. Il en saisit ensuite deux qu'il fouette fortement, avec menaces et outrages, car il en prend un pour Ulysse, son ennemi, et l'autre pour Agamemnon, son juge. Le calme ayant reparu dans son esprit, il est si honteux de cet acte qu'il se précipite sur son épée (2). —

(1) *Relation du naufrage de la* MÉDUSE, 1re édition, p. 72-73.

(2) *Traité de l'apparition des esprits*, par Taillepied. Rouen, 1609. Ce livre est la traduction déguisée d'un bon ouvrage de Lavater sur les spectres : *Ludovici Lavateri, theol. eximii, de spectris, lemuribus*, etc. *Lugduni Bat. junu.* 1570.

Habacuc (600 av. J.-C.) fut en un clin d'œil emporté un jour depuis le pays de Judée jusqu'aux terres de Chaldée, et reporté à sa première place avec la même rapidité. — Plutarque écrit que Pythagoras (580 av. J.-C.) faisait souvent paraître sa cuisse toute d'or, et qu'il apprivoisait les aigles par ses charmes. — Athénée (1), sous Trajan, rapporte que Thrasilée, fils de Pythodore, se croyait maître de tous les vaisseaux qui mouillaient dans le port du Pirée. Il les comptait, leur donnait leurs ordres de départ, les recevait à leur entrée dans le port et leur désignait les places qu'ils devaient y occuper, avec tout autant d'empressement et de joie que s'ils lui eussent réellement appartenu. Dès qu'il était instruit de la perte d'un navire, il cessait de s'en informer; mais recevait, au contraire, avec grande joie ceux qui arrivaient, passant ainsi la vie la plus heureuse. Il guérit de cette erreur, et dit qu'il n'avait jamais eu plus de bonheur que pendant sa folie (2). — Philippe, diacre (70), revenant de baptiser un des eunuques de Candace (3), reine d'Ethiopie, fut enlevé par un esprit sur la route de Gaza. — Saint Clément d'Alexandrie (202) raconte (4) une histoire assez gaie. Un jeune Egyptien était convenu d'une certaine somme pour obtenir les faveurs d'une courtisane : les conditions étaient acceptées de part et d'autre, et il ne s'agissait plus que de fixer l'heure et le jour du rendez-vous. Dans l'intervalle, le jeune homme rêva qu'il avait obtenu de la courtisane ce qu'il désirait, et se trouva si satisfait qu'il ne voulut plus tenir l'engagement qu'il avait contracté avec elle. La courtisane le fit assigner, et l'affaire fut portée devant le roi Bocchoris. Ce prince sage et judicieux, qui aurait pu rivaliser avec Salomon, décida que la courtisane serait payée comme le jeune homme avait joui, en imagination; qu'il viderait sa bourse au soleil, et que son amante se contenterait de l'ombre des écus. — Saint-Hilarion (292-372) guérit quatre ou cinq fois des forcenés que la possession des esprits malins rendait dangereux. — Saint-Jérôme (331) assure qu'un ange vint en songe le fouetter vi-

(1) *Dei pnosoph.*, l. 12.

(2) U. Trélat, *Rech. hist. sur la folie*, p. 87, 88.

(3) *Act. Apost.* VIII, 27.

(4) *Stromat.*, l. IV.

goureusement pour s'être trop appliqué à imiter le style de Cicéron. A son réveil, saint Jérôme porta la main sur le lieu de l'exécution, et y trouva les traces sensibles des verges angéliques. — Saint Germain-l'Auxerrois (380-448), étant en voyage, chassa d'une auberge une foule de revenants qui venaient tous les soirs se mettre à table et se faire servir à souper (1). — Saint Bernard (1091-1153) exorcisa publiquement, dans la cathédrale de Nantes, au milieu d'une foule considérable, un esprit lascif qui, depuis six années, caressait une jeune épouse jusque dans le lit conjugal (2). — Ollerus, dit Saxon le Grammairien (1204), traversait les mers les plus profondes avec un os enchanté comme avec un navire (3). — En 1262, la maison des Chartreux, rue d'Enfer, était infestée de malins esprits : tout le monde connaît cette histoire. Le roi l'accorda à ces religieux, qui se livraient à la vie contemplative, à condition qu'ils les en chasseraient, ce qu'ils firent, disent les chroniques du temps, par le jeûne, la discipline et la prière (4).

(1 *Bollandist.*, 15 juill., p. 287.

(2) Il ne faut regarder que comme une perversion de la sensibilité des parties sexuelles tout ce qui est dit, dans d'anciens ouvrages, concernant le secret commerce de chérubins avec certaines dévotes, des incubes avec les filles des hommes. Autrefois on attribuait à l'obsession des esprits masculins (incubes), ou des esprits féminins (succubes) ce sentiment de suffocation, d'un poids incommode sur la région épigastrique, avec impossibilité de se mouvoir, de parler, de respirer, et qu'on désigne sous le nom de *cauchemar*, asthme nocturne de quelques auteurs. Le cauchemar est souvent l'effet d'une digestion difficile, d'une position pénible du corps ; d'autres fois il est causé par des affections morales tristes, une grande contention d'esprit, une émotion qui a exalté la sensibilité cérébrale. = P. Calmet, t. I, c. 38 ; p. 325. — *Vita sancti Bernardi*, t. II, l. 21.

(3) *Danorum regum heroumque historia*, 1514, in-fol. Paris.

(4) Van Buerle, dit-on, se croyant transformé en pain de beurre, refusa longtemps de se chauffer, craignant d'être liquéfié. Il se jeta dans son puits.

Un vétéran de l'empire devenait furieux par le chatouillement d'un gros rat qu'il prétendait sentir sous sa chemise : maintes fois, il portait vivement la main sur lui, en s'écriant avec le sentiment de la vengeance : Je le tiens !

Berbiguier, qui a composé trois volumes pour rendre compte de ses hallucinations, consacrait fréquemment ses nuits à chercher sur ses vêtements, sur son linge, d'illusoires farfadets dont il était persécuté : avec d'innombrables épingles, il les fixait à ses matelas.

II.

Etudes des Médecins de l'antiquité sur ce sujet.

Les faits historiques que je viens d'exposer, à propos des hallucinations, je les ai recueillis dans les annales du passé. L'intérêt, que de tels faits peuvent offrir, commence surtout, pour l'aliénation mentale, au quatorzième siècle : à cette époque éclatent les grandes épidémies dans les couvents, dans les monastères. Nous aurons à en esquisser le tableaux. Nous verrons la folie porter l'empreinte des doctrines théologiques, des idées supertitieuses alors en renom, que l'on développait si bien dans les écoles, que l'on enseignait d'une manière si entrainánte dans les communautés, que l'on exposait d'une façon si saisissante du haut des chaires. Nous remarquerons l'influence exercée plus tard sur la maladie par le progrès intellectuel qui fait atteindre à la pensée un haut et rapide degré d'élévation, fécondée qu'elle est par quelques rares et sublimes génies. Nous arriverons à l'époque où vont paraitre les travaux que nous possédons où l'aliénation mentale, considérée comme tout autre altération fonctionnelle, se trouvera placée sur la ligne des simples dérangements de l'organisme. Nous bornerons là notre étude : c'est le temps où se montre Pinel qui, déchaînant les malheureux insensés, reprend la route tracée, malgré la séparation de quatorze siècles, par Arétée et Cœlius Aurelianus, et qui, supprimant le traitement barbare auquel étaient soumis les aliénés, a créé une ère nouvelle pour l'aliénation mentale. Aujourd'hui la folie ne présente plus le caractère religieux qu'elle avait affecté depuis l'établissement du christianisme : on peut trouver la cause de cette circonstance dans l'affaiblissement des idées religieuses, — comme le fait remarquer Mr Archambault, — principalement en France, et conséquemment depuis la publication du livre de Pinel ; et aussi dans l'effervescence révolutionnaire, dans l'importance des éventualités qui modifiaient violemment, en un jour quelquefois, les conditions individuelles. Au milieu des réformes politiques et sociales se sont ouverts, en différents points, des asiles pour recueillir les aliénés. On voit y entrer d'illustres démagogues ; des militaires, des officiers, tout-à-coup devenus rois et commandants ; des mélancoliques qu'effraie la police, que persécutent, depuis Mesmer, les opérations des magnétiseurs, des somnambules ; des maniaques qui, fous par des idées de fortune, fous par des spéculations gigantesques, passent tout leur temps à tracer sur les murs des séries incommensurables de chiffres et de zéros ; des aliénés dont la folie prend la teinte des préjugés sociaux, des idées philosophiques, selon la tournure, le genre d'élan, la direction des sciences, des arts et de l'industrie. Que d'hallucinés, aujourd'hui, a Charenton, à la Salpêtrière, croient leurs articulations disloquées par les machines électriques, se sentent épiés par des lunettes à longue vue, brûlés par des miroirs ardents, s'imaginent trahis par des télégraphes secrets et dénonciateurs ! Que de gens déraisonnent à cause des trois mystifications scientifiques de notre siècle, le magnétisme, la phrénologie, l'homœopathie ! La folie qui, sous le règne de Napoléon, a eu ses héros s'exerçant au commandement, faisant manœuvrer des bataillons, prétendant troubler le monde de leur nom et de leurs valeureux combats, compte, de nos jours, dans ses rangs des malheureux qui ont peur des bagnes, de la guillotine, du jury, des recors, des gendarmes, des sbires de la police.

Avant de poursuivre la tâche que nous nous sommes imposée, avant d'en venir à l'exposition des faits d'aliénation mentale au XVe siècle, nous nous proposons de jeter un coup d'œil sur la littérature médicale et philosophique des anciens, relativement au sujet qui nous occupe.

Nous avons dit déjà que, dans l'enfance des sociétés, l'explication théologique était seule possible, et qu'en tout phénomène (1) était admise l'intervention des êtres divins. Les explications théologiques furent bannies par le génie des premiers philosophes, et ces pères des connaissances humaines envisagèrent l'étude des causes naturelles des événements, malgré les prêtres qui empêchent, alors, de lever le voile qui dérobe, aux yeux des profanes, leurs jongleries mystiques et leurs pratiques superstitieuses.

Antérieurement à Hippocrate (460 av. J.-C.), l'école de Crotone avait étudié la nature ; et les maladies, aussi bien que l'aliénation mentale que les autres, étaient liées à certains défauts de l'organisation. Dans un traité sur la nature, en trois livres, si estimé par Platon qu'il les acheta aux héritiers cent mines (2), le Pythagoricien Philolaüs, le même qui passe pour l'auteur du système astronomique qui fait tourner la terre et les autres planètes autour du soleil, Philolaüs (500 av. J.-C.) avait rattaché l'âme sensible au cœur et la pensée au cerveau. Les maladies aiguës avaient été liées à l'action de la bile (3) par Anaxagore, de Clazomène (500 av. J.-C.), qui s'éleva le premier à l'idée philosophique d'un Dieu distinct du monde, lequel sépara les éléments hétérogènes, confondus dans le chaos, et rassembla les éléments homogènes, qu'il appela *homœoméries.* Au temps d'Aristophane (450 av. J.-C.), la théorie bilieuse de la folie était déjà si populaire que, dans la comédie de Plutus de ce poëte, il est question de la bile noire et des perturbations intellectuelles qu'elle fait naître. Faut-il croire à l'allégation de Cœlius Aurélianus qui veut qu'un traité des maladies convulsives émane de Démocrite, riant sans cesse des folies humaines, qui, comme son maître Leucippe, expliquait tout par les atomes, le mouvement et le vide, et qui reçut, pour être guéri, la visite d'Hippocrate, mandé par les Abdéritains ?

Le tableau le plus ancien des symptômes généraux de la mélancolie

---

(1) L.-E. Postel, *Thèse pour le Doctorat en Médecine.* Paris, 29 mai 1857 : p. 8.
(2) Plus de fr. 9000.
(3) Aristot., *de Partib. animal.* l. 4.

existe dans l'œuvre hippocratique des Prénotions de Cos (1), dans les Prorrhétiques. Pour Hippocrate (460 av. J.-C.), la mélancolie a pour caractères la tristesse avec taciturnité, le goût pour la solitude avec le désir de suffire soi-même à ses besoins. Les mouvements convulsifs accompagnant la folie sont réputés de mauvais augure: la langue tremblante présage le délire (2), comme aussi l'insomnie (3), la voix basse, les yeux fixes, les vomissements avec agitation (4). On voit percer les rapports qui lient la manie à l'irritation de l'estomac (5). Le père de la médecine qui ne croit « aucune maladie plus divine ou plus humaine que l'autre » (6). qui, créateur de l'art d'observer, voulut trouver dans le cadavre humain les lois de la vie, enseigne, entr'autres choses, que l'épouvante et la tristesse qui durent longtemps amènent la mélancolie (7). Nous lisons encore, dans le canon hippocratique, « que le changement de la manie en dyssenterie, et même en hydropisie est favorable (8); que le printemps et l'automne sont les saisons propices au développement de la mélancolie et de la manie (9); que la mélancolie est heureusement modifiée par l'apparition des hémorrhoïdes (10) qui aussi bien que les varices guérissent le délire maniaque (11), annoncé par le grincement des dents, s'il n'est de naissance (12). » Hippocrate fulmine contre les sorciers: il dit que toutes les possessions sont le mal caduc. (13)

---

(1) On considère cet ouvrage comme un ensemble de notes écrites par les malades sur les murs des temples d'Esculape.

(2) *Prorrh.*, livr. 1.

(3) *Pren. Coaq.*, l. 3, c. 1.

(4) *Ibid.* c. 4.

(5) *Prén. de Cos.* l. 3, c. 3.

(6) *Des airs, eaux et lieux*; Il ajoute: « chaque maladie a une cause naturelle, et sans cause naturelle aucune ne se produit. »

(7) *Aphor.*, liv. 4. Sect. 6.

(8) *Ibid.*, liv. 7.

(9) *Ibid.*, liv. 3.

(10) *Ibid.*, sect. VI.

(11) *Ibid.*

(12) *Pronost.* sect. III. trad. de M. Littré.

(13) *De Morbo Sacro.*

Le chef des méthodistes, Erasistrate (311 av. J.-C.), petit fils d'Aristote, découvrit que les nerfs jouissaient à la fois du sentiment et du mouvement. Il est le premier qui ait disséqué des cadavres humains. Le roi de Syrie, Séleucus Nicator, le manda pour guérir son fils Antiochus, tout-à-coup devenu sombre et taciturne, gardant le lit, perdant sa voix, son embonpoint, sa fraîcheur, versant sans sujet des larmes. Ces symptômes furent pour le médecin grec ceux d'une érotomanie : il en devina la cause qui venait de ce que le jeune prince brûlait d'amour pour Stratonice, seconde femme de son père. Une telle perspicacité, attribuée aussi à Galien, qui découvrit qu'une dame romaine avait conçu un amour sans espoir pour le comédien Pylade, est fort remarquable.

Trois cents ans avant l'ère chrétienne, Dioclès, médecin d'Antigonus, parle de la mélancolie et essaie d'en expliquer les causes (1).

Asclépiade, plus de 80 ans avant Jésus-Christ, voulant éviter de prendre la cause pour l'effet, place le siège de toute aliénation dans la lésion seule des sens ou des voies sensoriales.

Celse, qui vécut dans le premier siècle de notre ère, probablement sous Tibère, n'a pas judicieusement distingué la manie de la frénésie. Il y a, pour l'hippocrate latin, trois espèces de délire : l'*Insania*; le délire fébrile, aigu; la frénésie, manie des modernes, où le malade, dominé par des idées extravagantes et chimériques, conserve néanmoins sa raison. On admire la justesse et la profondeur de vues avec lesquelles le traitement moral est envisagé par Celse, les conseils qu'il donne sur la surveillance dont il faut entourer les malades, les exercices intellectuels par la mémoire, la gymnastique, le choix des serviteurs, l'indication des fatigues et des voyages pour la guérison. Malheureusement de si salutaires avis sont déparés par le pernicieux conseil de violenter le malade *fame*, *plagis et vinculis.* C'est avec douleur qu'on y réfléchit, car il a été le point de départ de la pratique barbare qui a duré en Europe jusqu'à Pinel, malgré les observations humaines de Cœlius Aurélianus.

---

(1) Galien, *de loc affect.* c. VII. — U. Trélat. *Recherch. his. sur la Folie.* 1839, p. 3.

Arétée de Cappadoce, contemporain de Néron (80), subdivise l'aliénation mentale en manie et en mélancolie. Le maniaque est tantôt gai, tantôt triste : le mélancolique a toujours l'esprit sombre et abattu. Chez les maniaques, le délire a presque toujours le caractère de la fureur ; chez le mélancolique, le délire réside dans la solitude, la misanthropie, le dégoût de la vie, l'emploi de pratiques supertitieuses, la peur des poisons, etc., etc. C'est la bile noire qui, remontant à l'orifice de l'estomac, donnant naissance aux flatuosités et aux éructations désagréables, impressionnant en même temps l'imagination, cause la mélancolie (1). Arétée de Cappadoce entrevoit déjà la circulation, qui ne fut bien comprise et expliquée que quinze cents ans plus tard (2). Le principe de l'intelligence et du mouvement sont localisés dans le cerveau par ce savant médecin : l'entrecroisement des nerfs est décrit, et les plus judicieuses remarques sur la paralysie en sont déduites. La mélancolie lui parait être le commencement et une simple modification de la folie (3), opinion adoptée par M. Pinel fils qui ignorait que, cinq siècles après Arétée, Alexandre de Tralles avait émis cette même manière de voir (4).

Une vingtaine d'années plus tard, avant le règne de Trajan, Soranus, médecin peu connu parce que ses travaux ont été traduits et reproduits par Cœlius Aurelianus qui le déclare lui-même (5),

---

(1) *De morborum diuturn. et acut. causis, et signis et curatione*, 8 liv. tr. fr. de Renaud. Paris, 1838. Arétée de Cappadoce est le premier médecin qui ait employé les cantharides en vésicatoire.

(2) « Arteriarum pulsus sanguinem propellunt. »

(3) Melancholia in unà re aliquà est lapsus, constante in reliquis judicio. Animi angor in unà cogitatione defixus atque inhœrens, absque febre et furore a phantasmate melancholico ortus (Aretœus, lib. I. *De causis et signis morb. diut.* c. V.)

(4) Solet equidem mania melancholiœ sæpè succedere, et causœ saltem ac symptomatum vehementià ab istà differre nonnullis videtur : quà de causà, Tralliano nihil aliud est, quam intentio melancholiœ ad majorem feritatem. (Sennert, lib. 1. pars II, c. XV.)

(5) Cœlius Aurel., *Acut.*, lib. II. « Soranus verò cujus hæc sunt quæ latinizanda suscepimus...... » *etc.*

Soranus s'occupe de la recherche du siège de la frénésie, localisée à la base du cerveau, tantôt dans ses membranes, tantôt dans l'épaisseur même de cet organe. La distinction de la frénésie et de l'aliénation est nettement établie.

Un siècle plus tard, Cælius Aurelianus (111 apr. J. C.) peint un tableau plus vrai que le médecin de Cappadoce. L'absence de fièvre dans la folie fournit un trait de séparation entre celle-ci et la frénésie. « Petit et fréquent est le pouls dans la frénésie : il est développé dans la manie... Quelque soit l'uniformité d'exiguité ou de concentration du pouls, du moins il n'existe jamais chez les maniaques ni crocidisme, ni carphologie,... signes pathognomoniques de la frénésie qui, survenant chez des malades réputés maniaques, donnent l'indice que la frénésie a succédé à la manie (1). » Le médecin de Sicca parle de l'incube (2), qui produit chez les mélancoliques des illusions extraordinaires : il est provoqué par une pesanteur qui survient nuitamment chez les malades dont l'estomac est plein ; et ce n'est ni Cupidon, ni un autre dieu qui l'engendrent. On voit déjà percer les idées absurdes que l'on avait sur la nature de ce phénomène, idées qui ont été si populaires et qui ont causé tant de maux. Cælius Aurelianus parle encore du don de divination que les anciens reconnaissaient à quelques maniaques : il ajoute que certains malades avaient, une fois l'accès terminé, souvenir de leur état, tandis que d'autres le perdaient ; que la musique exaspérait les uns et soulageait les autres. L'un des plus beaux morceaux de la médecine antique, dit M. Archambault, est, par le fond, l'exposition du traitement de la manie par Cælius Aurélianus, qui proteste contre les tortures, les sévices, le fouet, « traitement déplorable qui ne fait qu'aggraver l'état des malades, ensanglanter

---

(1) Cœlius Aurel., *Acut. passionum*, lib. III, t. I, c. v : frag. trad. par M. Trélat, *Recherch. hist. sur l'alién. mentale*, dans le *Journal des Progrès*, t. V et VI, p. 1827.

(2) Cælius Aurel., *Tard. passionum*, lib. V (Ch. III, liv. I : *de Incubone*). Bâle, 1529, in-fol.

leurs membres, et leur offrir le triste spectacle de leurs douleurs au moment où ils reprennent l'usage de leur intelligence. »

Nous ne possédons plus guère que les mémoires d'Artémidore et de Synésius, au milieu du grand nombre d'écrivains qui, autrefois, recueillirent les indications de trouver les volontés des dieux. Voici quelques uns des adages d'Artémidore (1), qui naquit cent ans après J. C. : Rêver la chute d'une montagne, c'est proscription.— Perdre la vue, indique la perte prochaine d'un enfant. — Voir la mort en songe, prouve le mariage (car de combien de jouissances et de fêtes le mariage n'est-il pas le tombeau ?) — Les fleurs signifient la prospérité.— Les trésors, les chagrins et les peines.— Les compositions monstrueuses, revers et maladies.

Là se bornent les données de la médecine antique sur la pathologie mentale. Galien, qui expliquait les phénomènes de la vie par l'intervention d'un *esprit vital*, n'a rien dit de plus que ses prédécesseurs : il a cherché à lier leurs théories aux siennes sur la valeur qualitative des humeurs : il y a lieu de s'étonner que les affections de l'esprit n'aient pas entré dans une voie d'études progressive, à la suite des beaux travaux du médecin de Pergame sur l'anatomie du système nerveux.

Galien loue beaucoup un traité de la mélancolie de Rufus qui vivait sous Trajan. Cet ouvrage est perdu.

Parmi les Arabistes, Avicenne (978-1036) regardait les esprits vitaux comme une substance aérienne dont le trouble occasionnait la mélancolie; et Averrhoës (1198-1266) fut en butte aux persécutions et condamné à l'exil pour avoir avancé que « l'intelligence n'existe pas individuellement dans tel ou tel homme, mais qu'il n'y en a dans la nature qu'une seule, source d'intelligences individuelles, comme le soleil est la source de la lumière. »

L'aliénation mentale avait fait aussi le sujet des méditations de philosophes anciens.

---

(1) *Oneirocriticon*, tr. franc. de Ch. Fontaine. Rouen, 1664, sous le titre de *Jugements astronomiques des songes*.

Platon, plutôt antérieur que postérieur à Hippocrate, reconnaît deux sortes de folie : l'une dépendant du corps, l'autre d'une influence divine (1). Dans le sommeil, dans la folie, cette partie de l'âme qui, suivant le fondateur de l'Académie, réside dans les intestins et le foie, peut acquérir la notion des choses futures. — Platon a fait une loi (2) contre les sorciers pour les punir de mort.

Le fondateur des Péripatéticiens, Aristote (384 av. J.-C.) adopte l'opinion de Platon sur l'aptitude prophétique de quelques aliénés (3) : pour lui, qui accorde davantage à l'expérience, sans négliger la raison, agent spirituel admis par Platon comme principe philosophique, pour lui, dis-je, une idiosyncrasie particulière, un tempérament spécial, quand ce n'est pas la maladie, expliquent l'exaltation des Sibylles et des Bacchantes. Il a dit que les bêtes songeaient, et qu'il serait absurde de faire venir les songes des dieux.

Toute espèce de devination est rejetée absolument par Cicéron (106 av. J.-C.). « Quoi, s'écrie-t-il, ce que ne voit pas le sage, l'insensé le verra ! Et celui qui a perdu le sens humain aura celui des dieux (4) ! » A l'époque du grand orateur, l'oracle de Delphes était tombé en discrédit, « *jam ut nihil possit esse contemtius*, » selon son propre langage. Le christianisme s'avançait, faisant table rase de tous ces prodiges, et, édifiant sur les ruines de l'ancienne mythologie, le principe divin et le principe diabolique. Et à côté de l'austérité des idées chrétiennes, faisant suite au sensualisme grec et romain, l'abus des règles de la piété et de la concentration dans la prière, poussé à l'extravagance, portait atteinte aux facultés mentales. L'histoire de de ce pieux cénobite qui passa plus de quatre vingts ans dans le désert, saint Antoine, nous en offre l'exemple : comme lui, ne voit-on pas souvent des malades causer avec des êtres surnaturels

---

(1) Dans *Phèdre*, ou du *Beau* ; dans *Timée*, ou de la *Nature*. *Edit.* de Serranus, *Publ.* Henrici Stephani, *cum interp.* M. Ficini ; vol. XI de l'éd. des Deux-Ponts (1781-88).

(2) IIe liv. des Lois.

(3) Probl. 30, *Op. omn.*, t. II. Paris, Guill. Duval, 1613, 1654.

(4) *De divinatione*, l. II, s. 54, éd. Panckouke, 1837.

qui leur font la nuit des blessures qu'ils montrent le matin? Dans le paganisme, des mélancoliques s'étaient jetés dans les flots pour la nymphe Amphitrite (1), avaient descendu aux enfers pour Proserpine (2), avaient eu peur de la chute du ciel par la fatigue que devait ressentir Atlas de le soutenir (3). Ne remarque-t-on pas que les illusions ne sont que le résultat des modifications imprimées par les mœurs et les croyances : au moral comme au physique, les misères de l'homme sont-elles différentes?

Dans l'enthousiasme de la piété, les ministres de la religion chrétienne ont bien des fois regretté que les fidèles n'aient plus à jouir des visions et des communications divines. Au contraire, l'humanité, la science, la philosophie applaudiront à cette privation, et en seraient heureuses si les mœurs et les croyances, par leurs modifications, n'apportaient d'autres illusions. Aux visions des premiers âges de l'Eglise a succédé l'époque de la sorcellerie, des loup-garoux, des possessions. Victimes de leurs hallucinations, de l'ignorance de leur siècle, des milliers de malheureux ont péri dans les flammes. La nature, l'exercice de la puissance diabolique étaient développés par ceux qui avaient le plus d'ascendant par leur parole, le plus d'autorité par leur position sociale. On s'étonne que les idées du clergé aient si longtemps résisté à l'esprit de critique, quand on lit les récits de Bède-le-Vénérable (672), d'Hincmar de Rheims (806), de Pierre de Cluny (1156), quand on parcoure le recueil des Bollandistes. On regardait comme aussi dignes de foi, aussi sincères que les faits de l'ancien et du nouveau Testament, les allégations de quelque vertueux abbé, de quelque dévot moine qui, chaque semaine, chaque jour, avait eu maille à partir avec des diables, des fantômes (4).

---

(1) Cælius Aurelian., *tard. morborum*, *lib.* v.

(2) *Ibid.*

(3) Galien, *de loc. affect.*, c. IV.

(4) Césaire (470), après avoir dit quelques mots de l'*acédia*, ce spleen des couvents qui les décimait par les suicides, écrit ce qui suit : « Si la tristesse et le désespoir, mais non pas la frénésie et l'aliénation d'esprit sont les seules causes du suicide, il n'y a pas de doute que celui qui l'a consommé est damné. Quant aux fous et aux furieux qui sont privés de raison, ce n'est pas une question s'ils

Saint Thomas d'Aquin (1225) écrit ce qui suit (1) : « Les démons peuvent faire des prodiges qui dépassent les facultés et les compréhensions de l'homme..., peuvent modifier la fantaisie (imagination) de l'homme, et les sens corporels, de sorte que ce dernier peut voir les objets autrement qu'ils ne sont en réalité..., suivant les quartiers de la lune, parce qu'ils n'ignorent pas l'influence de cet astre sur le cerveau... Ils apparaissent souvent sous la forme d'animaux : ils peuvent occasionner la pluie, la grêle, les vents, le tonnerre, etc. (2). »

Avant saint Thomas déjà, les docteurs des premiers âges du christianisme avaient admis l'intervention directe des démons : l'exorcisme, pratique aussi vieille que la religion chrétienne, en est une preuve. Au XIVe siècle seulement, les théologiens admirent une aliénation mentale non causée par les esprits, et l'idée qui rattachait à un vice du cerveau la prédominance de certains raisonnements dépourvus de sens, de fausses sensations : nous en voyons la certitude dans les guérisons de Nider (3). Leurs dogmes, dont retentissaient aussi bien les vastes cathédrales que l'humble église du hameau, qui descendaient de la chaire dans des âmes naïves, simples et pleines de foi, jouissaient d'une immense influence ; et, sur des esprits faibles, déjà prédisposés aux affections mentales, le but était dépassé. Plus de doute maintenant : ces apôtres du démon, ces disciples de Satan qui maudissaient avec lui leur Dieu, étaient de malheureux insensés. On le sait maintenant : il y a surabondance de preuves pour l'établir. Plaignons ces pauvres fous qui enfantèrent de grands maux, malades d'une maladie inconnue, qui furent tourmentés de la question, traînés dans les cachots, jetés dans les bûchers : mais ne doivent-ils pas être plaints, ces inquisi-

---

sont sauvés, de quelque façon qu'ils meurent, pourvu toutefois qu'avant de tomber en démence, ils aient eu l'amour de Dieu. » (*Biblioth. de l'Ecole de Chartres*, t. IV, p. 253, Mém. de M. Bourquelot.).

(1) *Summa totius theologiæ*, 1re part., *Quæst. CXIV*, art. 4. Paris, 1636-41. 23 vol. in-fol.

(2) Ibid. *Quæst. CXV*, art. 5.

(3) Nider, *in malleo maleficorum*, p. 541, 542, 543, éd. 1604.

teurs de la foi, ces M. del Rio, ces J. Spranger, juges dont l'ignorance, autant que le fanatisme, fermait le cœur, l'esprit aux tendances de l'humanité, aux larmes de la pitié ? Il fallait le temps à la raison publique pour faire justice de tout cela : et ces résultats n'ont pas été l'œuvre d'un jour, avant qu'on ne prêtât l'oreille aux réclamations de Wier, de Cardan, de J. Duchesne, de Malebranche, de Bayle, etc. Hélas ! ce progrès de la lumière n'a pas fait disparaître toutes ces sortes de préjugés. Le fond de quelques hameaux, que la statistique a couverts de ses plus sombres teintes, n'est pas exclusivement réservé à la sorcellerie pour faire des dupes : les gazettes judiciaires, chaque jour, nous relatent des meurtres, des assassinats commis par les mains de ces pauvres dupes. Non, il n'y a pas que là que l'intervention des mauvais esprits est sollicitée par des jongleries mystérieuses et étranges ; il n'y a pas que là que l'on croit aux horoscopes, aux sorts, aux amulettes, que l'on descend dans le terre-à-terre des guérisseurs et des rebouteurs de village, que, pour pénétrer les secrets de l'avenir, on a recours aux devins, aux sorciers, à tous ceux, en un mot, *qui font métier de deviner et pronostiquer, ou d'expliquer les songes* (1).

(1) Code Pénal, art. 479.

III.

FAITS DU XVe SIÈCLE.

C'est au XVIe siècle que les folies religieuses prirent un développement effrayant, et une des principales causes de cette extension se peut voir dans les discussions de la réforme. Nous voyons encore, au XVe siècle, un exemple frappant de théomanie dans Jeanne d'Arc (1410-1431). L'histoire de la Pucelle d'Orléans, que Voltaire, — et en cela il a souillé son talent, — dans des vers burlesques, nous peint comme une fille perdue, livrée à toutes les avanies des garnisons, nous prouve que l'on peut accomplir des actes d'héroïsme tout en obéissant à l'inspiration d'un vrai délire.

Elle naquit à Domrémy au moment où était à peine refroidie la tombe de Charles VI qui, trente années durant, occupa la France de ses folies si fatales, au moment où le panophobe Charles VII allait bientôt se laisser mourir de faim, au moment, enfin, où ne tarderait pas à se montrer Louis XI, tyran farouche, sinon monomaniaque :

> Car la garde qui veille aux barrières du Louvre
> N'en défend point les Rois.

Dès l'âge de treize ans, Jeanne d'Arc se vantait d'avoir des révélations, et était visitée nuitamment par SS^{es} Marguerite et Catherine : le prince de la milice céleste lui apparaissait aussi souvent, dit Mézeray. Elle avait des extases secrètes que favorisait l'absence fréquente de tout écoulement menstruel. De bonne heure, à un penchant pour la mélancolie elle joignait les inclinations d'un autre sexe. Il est dit, dans son acte d'accusation, qu'elle avait fréquenté un vieux chêne, le chêne du destin ou des fées de Bourlemont (1) : on y prétend aussi qu'elle parlait aux fées auprès des fontaines (2). Occupée aux plus rudes labeurs, au maniement des chevaux, où elle éprouvait de la satisfaction, des voix inconnues retentissaient à son oreille. La persistance, la continuation de ces apparitions, dont le désavœu ne put être arraché ni par les tortures des fers, ni par la peur des bûchers, exaltèrent l'enthousiasme de la jeune paysanne et l'engagèrent dans ses audacieuses entreprises. Elle était entraînée, comme le dit M. Calmeil, par une espèce de folie sensoriale, car son ignorance était trop grande pour forger de telles inventions, et elle était de trop bonne foi pour en imposer.

Nous ne devons pas faire ici la narration des actions héroïques et courageuses de la Pucelle : les plumes habiles et savantes de Villaret, de Monstrelet, de Labarre-Beaumarchais (3), de Lenglet-Dufresnoy (4), de Th. Bouys (5), de Lebrun des Charmettes (6), de de Laverdy (7), se sont exercées sur ce sujet, qui n'est pas encore épuisé.

Un brave père cordelier, frère Richard, objet général d'édification et d'enthousiasme, la confessait, lui procurait des visions, lui donnait des extases. Elle s'offre courageusement au sire de Baudricourt, et lui promet de rétablir sur le trône et de faire sacrer à Rheîms avant un an le dauphin Charles. Baudricourt la prend d'abord pour une sorcière; mais elle lui assure qu'une voix surnaturelle vient de lui apprendre un grand échec éprouvé par le roi dont, deux jours plus tard, Baudricourt sait la déroute à la journée *des Harengs*. Cette particularité finit par vaincre l'obstination du commandant, qui lui donne pour l'accompagner au camp du roi Bertrand de Polengi et Jean de Novelempont. Elle fait par ses détours plus de cent cinquante

(1) Walter Scott, t. 2, p. 7.

(2) *Discussion sur la fée Mélusine*, par Bullet.

(3) *Mémoires pour servir à l'histoire de France et de Bourgogne.*

(4) *Histoire de Jeanne d'Arc.*

(5) *Sur les Oracles, les Sibylles et les Prophètes.*

(6) *Histoire de Jeanne d'Arc.*

(7) *Notices et extraits des manuscrits de la bibliothèque du Roi.*

lieues en onze jours, et plusieurs fois ses conducteurs la prirent pour une folle. Elle reconnaît au milieu des courtisans le roi sans signes distinctifs, et se joue de tous les artifices qu'on emploie pour la déconcerter. Elle refuse l'épée que lui offre le roi, et demande celle qu'on doit trouver, et qu'on trouve en effet, dans un tombeau derrière le maître-autel de l'église Sainte-Catherine de Fierbois. Il ne reste aucun doute sur sa foi, après l'examen qu'elle subit devant six prélats, chargés de l'interroger, et qui admirèrent son orthodoxie et son savoir. On élève des doutes sur ses mœurs, car elle était restée quinze jours avec des gendarmes : une enquête est confiée par le roi à sa belle-mère Iolande d'Aragon, aux dames de Fienne et de Gaucourt. Jeanne triomphe de cet examen approfondi, dont les détails intéressants sont relatés dans le *Journal de Charles VII* et par Villaret. On demande à la Pucelle des signes pour prouver la vérité de sa mission : « C'est mon Seigneur, le roi du Ciel, dit-elle, qui m'a ordonné de délivrer Orléans... Qu'on me donne des gens d'armes en telle et si petite quantité qu'on voudra, et j'irai... » On connaît les actions d'éclat à Orléans (8 mai 1429), la victoire de Patay sur Talbot (14 juillet 1429), ses malheurs, son incarcération (24 mai 1430), sa fin sur un bûcher (31 mai 1431), auquel prit un féroce plaisir d'assister Jean Cauchon, évêque de Beauvais, qu'on appelait *l'indigne prêtre*, *l'indigne évêque*, *l'indigne homme*, qui, pour plaire aux Anglais, fit taire les sentiments d'équité et de commisération.

Vers **1425**. C'est Labarre-Beaumarchais (1) qui assure qu'avant d'entrer au camp de Charles VII, Jeanne d'Arc avait eu pour directeur de conscience le père Richard. Ce cordelier faisait une foule de prosélytes. Il avait avec Jeanne d'Arc trois autres dévotes jeunes, fraîches et bien portantes, Catherine de la Rochelle, Pierronne de Bretagne, et une troisième dont on ignore le nom.

Pierronne parcourait les villes en inspirée, se vantait d'être

(1) *Loc. cit.*

l'interprète de Dieu qui lui apparaissait, lui parlait ; elle disait même qu'il était vêtu d'une robe blanche et d'un gilet amaranthe. Arrêtée par le parti du duc de Bourgogne, livrée à des théologiens qui la déclarèrent sorcière, elle fut brûlée vive. Pierronne subit héroïquement son jugement, et soutint jusqu'au bout la réalité de ses révélations.

1431. L'exemple de théomanie de Jeanne d'Arc s'offrit après et malgré la fin désastreuse de la Pucelle : ce fait ne manque pas d'importance au point de vue médical. Deux jeunes filles des environs de Paris se déclarèrent inspirées. Elles furent arrêtées, jugées par l'autorité religieuse comme ayant le cerveau troublé par les maléfices de Satan, et condamnées. L'une fut brûlée vive : l'autre n'échappa au feu que par son repentir et ses aveux (1).

Une amazone, armée et habillée en guerrier, s'offrit à l'observation des habitants de Cologne. Jugée par l'inquisiteur Henry, elle dut à la protection du comte de Vunembourg de s'esquiver de Cologne et d'en être quitte pour une excommunication, après quoi elle finit par se marier à un chevalier des troupes françaises. Cette histoire a donné naissance à l'invention (2) qui fait vivre Jeanne d'Arc mariée à Metz après la mort du duc de Bedfort.

1433. Baronius (3) rapporte que M. Ficino de Florence, fils du médecin de Côme de Médicis, apparut une nuit à Mercati. Mercati entendit retentir au-devant de sa porte les pas d'un cheval ; il vit l'apparition de son ami, et il entendit distinctement une voix qui lui cria : Michel, Michel, ce que tu soutenais comme véritable se trouve confirmé.

---

(1) J. Nider, *dans* Malleus maleficorum, 1604, p. 510.

(2) *Encyclop. de Diderot*, t. 3, éd. in-4°, 1777. Art. *Arc*.

(3) *De apparitionibus mortuorum vivis et pacto factis.* Leipz., 1709. — Br. de Boismont, p. 336.

Vers **1436**. Pierre, juge à Bolligen, et l'inquisiteur d'Eude firent trembler les habitants des campagnes de Berne, du pays de Vaud, qui se trouvèrent contraints d'aller chercher un refuge ailleurs, où ils furent encore poursuivis par le fanatisme. Des centaines de malheureux périrent sur les bûchers, furent soumis aux tortures des chevalets, accusés de faire partie d'une secte qui jurait obéissance au diable, et de manger leurs propres enfants (1).

Stadelein, qui fit trembler d'effroi les paysans par ses opérations magiques, supporta avec résignation la peine du feu. Il avoua qu'il était de la secte des ennemis de Dieu; qu'il faisait tomber à son gré la grêle et le tonnerre sur les moissons; que, sur la même mère, il avait causé la mort de sept enfants; que, pour opérer tous ces phénomènes, il se servait d'un sort composé avec le cadavre d'un lézard (2).

1453. Après avoir enseigné d'abord dans le Poitou que ce n'était

---

(1) Nider et Spranger, in *Malleo maleficorum*, t. 1, p. 161 ; p. 484.

(2) Nider, *loc. cit.*, p. 484.— Calmeil, loc. cit., t. 1, p. 138. — Les monomaniaques Vaudois se trouvent justifiés par le reproche qu'adressèrent aux chrétiens eux-mêmes les peuples du paganisme (De Châteaubriand, *Etudes historiques*, t. 4, p. 196, éd. de Pourrat. — St-Epiphane. *opera omnia*, Paris, 1622, in-f° ; Hérésie 26. —T. W. Ghillany, *Les sacrifices humains chez les Hébreux de l'Antiquité*, 1842 ; dans *Qu'est-ce que la Bible ?* par H. Ewerbeck, 175-329. Paris, Ladrange et Garnier, 1850). — L'idée que les sorciers sont enclins à l'anthropophagie et à la destruction des enfants vient d'une ancienne donnée rabbinique. Adam épousa une première fois une sorcière nommée Lilith, ou la mère des diables, qui, ayant refusé d'obéir à son mari, et toujours tenace et inflexible dans ses projets, malgré les avertissements du ciel, disparut à travers les airs. Cette Lilith était l'emblème de la destruction, l'épouvantail des Juifs : elle causait les épidémies qui régnaient sur les nouveau-nés, les maladies qui décimaient les nouvelles accouchées. Transportée dans toutes les littératures, parvenue à travers les âges, les peuples, et toujours facile à reconnaître malgré les transformations allégoriques, c'est l'histoire des *Strix* ou hiboux chez les Latins ; des Lestrigones dans la Campanie ; de Lamie, fille de Neptune, et des Lamies ou Diablesses chez les Grecs. (Cf. Calmeil, *loc. cit.*, t. 1, p. 142 sq).

qu'un culte imaginaire que celui du Diable, et avoir eu le courage de soutenir que les malheureux que l'on faisait périr étaient victimes de leurs illusions, le Dr Edeline qui, pendant quelque temps avait arrêté le fanatisme des allumeurs de bûchers, Edeline tomba bientôt aliéné. Il avoua qu'il avait de bonne heure offert ses hommages au diable, qu'il avait assisté à des réunions que présidait le Diable, duquel il recevait des visites sous la forme d'un bélier noir : il ajoutait qu'il avait livré son corps à un incube (1).

1452. Une impulsion prophétique dont il se vante de sentir en lui les effets pousse J. Savoranole à se poser comme un réformateur de l'Eglise (2). Tout en tonnant dans les chaires de Florence contre les désordres des grands et des princes de l'Eglise, tout en excitant à la liberté le peuple contre les Médicis, il prédit une prochaine révolution. Quelques années après, selon ses prédictions, le roi Charles VIII arrive à Florence; et, profitant de sa venue, les Florentins recouvrent la liberté (1494). Savonarole, condamné comme hérétique, périt sur le bûcher le 23 mai 1498. Son zèle religieux, poussé jusqu'au fanatisme, lui fit brûler les œuvres de Boccace, du Dante, de Pétrarque. Fr. Pic de la Mirandole raconte (3) que Savonarole a eu souvent la visite de l'ombre de son oncle Jean : il ajoute que le Saint-Esprit est venu se poser sur l'épaule du bénédictin qui ne pouvait se lasser d'admirer son plumage aux reflets d'or et d'argent, et que l'oiseau divin, lui introduisant le bec dans l'oreille, l'amusait de son murmure extraordinaire.

1456. « Robert Olive, bruslé vif à Falaize, confessa s'être donné au Diable, et avoir été transporté de lieu en aultre plus de quarante

(1) Bodin, préf., p. 3 ; liv. 3, p. 91, 219. — Del Rio, p. 984. — Jacquier, *Flagellum hereticorum*, in-8°, Francof., 1581.

(2) Philippe de Commines, liv. 8, c. 3 et 26 de ses *Mémoires*, éd. de Langlet Dufresnoy, 1747. — Br. de Boismont, *Hall.*, p. 254.

(3) *In vitâ Savonarolæ*, p. 124.

fois, et toujours rapporté au mesme lieu, mesme endroit, mesme place que le diable l'avait prins, à sçavoir, de Falaize à la Guibray, où le diable lui fît brusler une maison, et puis le rapporta, et puis encore de Falaize audit lieu de la Guibray, où il brusla une aultre maison; et puis de la ville de Sablé, il fut transporté à la Coust des bons Puez de Falaize, où il fît encore brusler une aultre maison par un garçon: et une aultre fois il fut transporté de Lyon à la Guibray, où le diable lui bailla des poudres pour bailler audit garçon pour brusler une autre maison (1). »

1459. Le vieux chroniqueur Enguerrand de Monstrelet (2) raconte, liv. 2, « le terrible cas et pitoyable que l'on nommoit vaudoisie, en la ville d'Arras, au pays d'Artois... Hommes et femmes de nuit se transportoient par vertu du diable des places où ils étoient, et soudainement se trouvoient en aucuns lieux, arrière des gens, ès bois ou ès déserts,... trouvoient illec un diable en forme d'homme... qui leur

---

(1) Bodin, *dém.; dans la réfuton des opinions de J. Wier,* à la fin du vol.= Ne voit-on pas là un exemple de monomanie homicide et incendiaire de notre époque? J'ai lu sur la pratique et les moyens que les sorciers employaient dans le xve siècle des détails fort curieux qui nous sont transmis dans une confession, celle de maistre Iean de Bar, conservée dans un monastère et qui a été par hasard trouvée par M. Guerry à la Bibliothèque royale, à la suite des sermons de Iean Chartier de Gerson (1363-1429), dans un manuscrit provenant de l'abbaye St-Victor.=Bodin nous donne (p. 211) les présomptions qui faisaient admettre le crime de sorcellerie: « Il y a preuve de sorcellerie, d'après la contenance des sorciers, qui baissent ordinairement la vue contre terre; si le sorcier est descendu de père et mère sorciers, cette régle est presque infaillible que si la mère est sorcière, sorcière est aussi la fille; si la sorcière ne pleure point... par la confession du sorcier obtenue ordinairement au moment même de l'arrestation. » Pourrait-on méconnaître dans ce tableau les symptômes de la lypémanie: n'y voit-on pas indiquées la contenance du mélancolique, l'hérédité, la suspension des sécrétions lacrymales et du délire arrêté un moment par une vive et forte impression pour réprendre ensuite toute son énergie à la suite des effets de la commotion morale? Ainsi le remarque M. Esquirol (*Maladies mentales*, t. II; et *Dictionn. des Sc. médicales,* art. *Démonomanie*).

(2) *Chroniques de France*, éd. de M. Buchon, dans la *Collect. des Chron.*

lisoit ou leur disoit ses commandements et ordonnances, et comment et par quelle manière ils le devoient avrer et servir, puis faisoit par chacun d'eux baiser son derrière, et puis il bailloit à chacun un peu d'argent, et finalement leur administroit vins et viandes en grand'largesses, dont ils se repaissoient, et puis tout à coup chacun prenoit sa chacune, et en ce point s'éteindoit la lumière, et connoissoient l'un l'autre charnellement, et ce fait, tout soudainement se retrouvoit chacun en la place dont ils étoient partis premièrement. » On les extermina à feu et à sang. N'étant plus aptes à séparer le faux d'avec le vrai, hallucinés et véritables monomaniaques, c'est à tort que les juges les considéraient comme hérétiques et apostats, comme aussi Monstrelet se trompait en déclarant qu'ils n'avaient pas perdu l'ombre de la raison.

Luther (1483-1546) argumentait avec le diable : « Je le connais, disait-il, aussi bien qu'on puisse le connaitre, *intus et in cute*, car j'ai mangé avec lui plus d'un boisseau de sel : il se promène dans ma chambre, il se pend à mon cou, couche avec moi plus souvent et *propiùs* que ma Catherine (1). » M. Audin (2) prétend que Luther n'était pas éveillé quand le diable lui apparaissait, parce que ses réponses étaient faibles. Luther lui-même en faisait l'aveu, et avance qu'il s'éveillait sur le minuit et soudainement : c'est alors que Satan entamait dispute avec lui. Il en reçut un matin la visite, et le diable était costumé en ermite, et avait des griffes d'oiseau (3). Ce serait à tort qu'on prétendrait qu'il n'était pas sujet à des visions (4).

Dans ses colloques, Luther soutient et affirme que les esprits impurs éprouvent une grande jouissance en inculquant à des femmes le péché de luxure.

(1) Leuret, *Frag. psychol.* D'après Luther, *de missâ privatâ.*

(2) *Vie de Luther*, 1842, Paris. — Br. de Boismont, p, 424.

(3) Wier, *opera omnia*, p. 54.

(4) Langlet-Dufresnoy, *Rec. de Dissert.*, t. 1, 2e p., p. 193 sq.

Ulrich Zwingle (1484-1531) posséda, dit-on, l'explication vraie des paroles de la Cène parce qu'un ange la lui enseigna (1).

Le fondateur de l'ordre des Jésuites, canonisé par Grégoire XVI, saint Ignace de Loyola (1491-1556), reçut la visite de la Vierge, qui l'encouragea dans ses projets, dans la mission qu'il entreprenait de reconsolider les bases du catholicisme attaquées si fortement, du siége papal ébranlé par des mains vigoureuses (2). « Il demeurait ravi en Dieu et élevé de terre à la hauteur de deux pieds, ayant le corps tout brillant de lumière : on l'a vu demeurer en extase sans sentiment, et presque sans respiration pendant huit jours entiers » (3).

1491-1494. Vexation par le démon pendant plus de quatre années des moinesses de Cambray. Elles erraient à travers la campagne, montaient aux arbres et s'y suspendaient, prenaient leur élan comme des oiseaux qui s'envolent, et imitaient les cris des animaux. Le mal continua malgré les exorcismes, malgré la lecture de leurs noms par le pape à la messe (4) : il avait été causé par le démon qui s'était introduit dans le couvent sous la forme de Jeanne Pothière, son affiliée depuis l'âge de neuf ans, et qui avait cohabité avec lui quatre cent trente-quatre fois : aussi, pour la punir, les juges la condamnèrent à la prison où elle finit ses jours.

A ce récit l'on peut voir que, dès cette époque, une affection mentale épidémique exerçait ses ravages sur les filles des cloîtres, vivant en communauté : elles croyaient et avouaient déjà être en la puissance des esprits malfaisants. La démonopathie commence.

---

(1) Br. de Boismont. *Hall.*, p. 426.

(2) *Id.* *id.*, p. 420.

(3) R. P. Calmet, *loc. cit.*, p. 176. — *Acta S. J. Bolland.*, 31 jul., p. 432, p. 663.

(4) Delancre, *De l'incrédulité et mécréance*, etc., p. 18. — Del Rio, p. 504. — Calmeil, p 162.

IV.

§ I. THÉORIES PHILOSOPHIQUES ET MÉDICALES AU XVIe SIÈCLE.
§ II. FAITS DU XVIe SIÈCLE.

Nous arrivons au XVIe siècle. Bien que les exemples que nous venons de citer aient un cachet religieux, il serait faux de croire que l'aliénation mentale ait constamment offert ce caractère.

Michel Cervantès Saavedra, raillant de la manière la plus plaisante le goût des aventures chevaleresques et romanesques qui dominait de son temps, nous a peint un tableau fidèle d'érotomanie, presqu'épidémique alors, dans le personnage si connu de Don Quichotte de la Manche, celui qui transformait des brebis en héros, des moulins à vent en géants, et sa Dulcinée du Toboso en grande princesse (1).

A la même époque, une secte d'enthousiastes, les Gallois et les Galloises, parcouraient le Poitou.

Ne vit-on pas aussi l'alchimie causer plus d'une monomanie? Avait-il son bon sens ce Bernard Trévisan qui prodigue des trésors immenses pour la recherche de la pierre philosophale, qui implore Dieu pour qu'il l'aide à transformer en or les métaux les moins précieux ? Van Helmont de Bruxelles (1577-1644), qui sait par cœur tout ce que nous a laissé Hippocrate, qui rougit de son ignorance, qui demande à Dieu la révélation de la vraie médecine, et qui,

---

(1) *Gazette des Hôpitaux*, 1859, p. 89 (24 février.)

sur la foi d'une vision, renonçant à la carrière des honneurs pour se faire médecin, en même temps qu'il imagine un nouveau système métaphysique, crée une nouvelle doctrine médicale révolutionnaire fondée sur la chimie (1)? Bombast de Hohenheim, dit Paracelse (1493-1541), qui jette au feu les écrits d'Avicenne, d'Averrhoës pour ne plus avoir de rapport avec les connaissances antiques, qui est instruit de tous les secrets de l'art de guérir par un génie qui réside dans la poignée de son sabre, qui prétend avoir trouvé le moyen de faire de l'or et de prolonger l'existence, qui expliquait les maladies par l'influence des astres (2)?

Chose étrange, comme le dit M. Archambault, le sort des peuples avait été changé par des hallucinés qui avaient imposé de nouveaux dogmes; l'art de guérir était aussi révolutionné par des hallucinés, Paracelse, Van Helmont qui détruisent et ruinent, après quatorze siècles de durée, les croyances de Galien!

Jusqu'au XVIe siècle, ce sont les inquisiteurs et les théologiens qui, seuls, embrassent avec l'aveuglement de la foi, l'exaltation du fanatisme, les opinions professées sur les pactes que fait souvent l'homme avec le démon, et sur la cause surnaturelle de beaucoup de maladies. L'obsession diabolique, la zoanthropie, la démonomanie ne sont pas encore de simples dérangements fonctionnels pour Barthélemy de Lépine; Chrétien Lange; J. Pic de La Mirandole (1463-1494); Fernel, de Clermont (1497-1558); Amb. Paré, de Laval (1518-1590); J. Bodin, d'Angers (1530-1596); Leloyer, d'Angers (1532-1599). Mais en même temps qu'eux se présentent pour combattre leurs croyances, pour relever leurs sottises, des écrivains habiles dont les ouvrages sont d'autant plus estimables qu'ils ont été écrits dans un temps où l'on prenait garde d'exciter la susceptibilité du démon.

---

(1) Ses œuvres ont été publiées par son fils, sous le titre d'*Ortus Medicinæ*, etc. Amsterdam, 1648, in-4°. On y remarque un traité *De Magneticâ vulnerum curatione* (1621), où il paraît avoir connu les faits dont on attribue à Mesmer la première découverte.

(2) Ses extravagances et ses prétentions thaumaturgiques ont jeté une ombre fâcheuse sur son mérite: la médecine lui doit néanmoins l'opium et le mercure.

C'étaient pourtant des hommes illustres de ce siècle que Fernel, qui détermina par le calcul la grandeur de la terre, qu'A. Paré, le premier opérateur de son temps, que Bodin, si versé dans la diplomatie et si haut placé dans l'opinion comme jurisconsulte. Nous admirons et vénérons Ponzinibius, André Alciat de Milan (1492-1550), Wier (1515-1588), le sceptique Montaigne (1533-1592), qui ont fait comprendre aux hommes éclairés que la pathologie seule devait s'occuper des phénomènes attribués au commerce de l'homme avec les êtres surnaturels.

Avant de passer à l'exposition des faits d'aliénation mentale qui se sont offerts à notre observation pendant le cours du XVIe siècle, esquissons rapidement la tournure des œuvres des médecins et des philosophes de cette époque.

Barthélemy de Lépine (1), dont les jugements ont souri aux démonographes de tous les pays, a déterminé bien des décisions en faveur des supplices, en affirmant que la raison existait tout entière et intacte chez les démonolâtres, dont il fallait arrêter les débordements par l'extermination, car leur nombre devenait de jour en jour plus effrayant.

Lange (2) admet l'existence de maladies surnaturelles, en citant des histoires pour montrer que le diable entasse quelquefois dans l'œsophage des possédés des clous, des cheveux, des couteaux, etc., etc.

Pic de La Mirandole (3), célèbre par sa science et sa précocité, qui, à 23 ans, publiait sa fameuse thèse *De Omni re scibili* avec neuf cents propositions, ne peut pas s'imaginer qu'on puisse douter de l'*accointance* des hommes avec les esprits incubes et succubes.

Fernel, premier médecin de Henri II, véritable éclectique, croit que des accidents graves peuvent être déterminés par les démons dans le corps de leur ennemi, où ses adorateurs ont le pouvoir de l'attirer

---

(1) Barth. de Spinâ, *Quæstio de strygibus, per eximium*, etc. — *De lamiis apologiâ*, in Ponzinibium, 1523.

(2) *Medicinalium epistolarum miscellanea*, etc., in-4°. Bâle, 1554, l. I. ép. 38. — Hist. d'Ulrich Neussesser, cultivat. à Tugenstal.

(3) *Conclus. philosoph., cabalist. et theolog.*, Rome, 1486, in-fol°. — *Dispp. adversùs astrolog. divinatric.*, Bologne, 1495. — *Epistolæ*, Paris, 1499.

à l'aide d'imprécations, enchantements, etc., etc. Lire dans le passé et deviner les secrets sont un privilége qu'ont les possédés, et que n'ont pas les maniaques auxquels ils ressemblent souvent (1).

Ambroise Paré, le père de la chirurgie française, admet le pouvoir des êtres surnaturels sur la terre, et confesse que l'expérience et le raisonnement forcent d'adopter la possibilité des pactes avec les diables qui « se transforment en serpents, crapaux, chat-huants, corbeaux, boucs, asnes, chiens, chats, loups, taureaux..., remuent bancs, tables, bercent les enfants, feuillettent les livres, comptent l'argent..., jettent la vaisselle par terre, etc., ont plusieurs noms comme cacodémons, incubes, succubes, coquemares, gobelins, lutins, mauvais anges, Satan, Lucifer, etc. (2). »

Bodin exige de toutes ses forces le sang des démonolâtres : les savants les plus illustres de ce siècle sont pour lui des hérétiques et des apostats, et il demande leur tête : leur sang aurait pu retomber sur lui, car il fut accusé de démonolâtrie (3). Tous les efforts de Bodin tendent à prouver que les possédés ont encore un jugement et un raisonnement sain, et qu'il n'existe chez eux aucune perturbation de la sensibilité.

Leloyer, profondément versé dans l'étude des langues, dans les ouvrages de littérature ancienne et moderne, entasse une infinité d'histoires qui fixent les caractères de la démonolâtrie (4). Les chênes de Dodone ont parlé, ainsi que le taureau de Jupiter de Rhodes. Un chien a récité des vers (5). La fille du jurisconsulte Dumoulin apprit le nom de ses meurtriers à son mari. L. Sornin, meurtrière de son époux, fut démasquée par un spectre.

---

(1) *Universa medicina*, 1567, qui a eu plus de trente éditions.

(2) Œuvres d'A. Paré, etc., 9e éd., Lyon, 1633, p. 780 sq. — Ed. de M. Malgaigne, Paris, 1841, t. III, p. 53 sq.

(3) Bodin, *loc. cit.* « C'est de ce malheureux traité, dit M. Calmeil (t. I, p. 179), que sont sortis en grande partie, comme d'un arsenal amplement pourvu, tous les traits, tous les arguments qui ont été décochés depuis 1582 contre les mélancoliques par la tourbe des démonographes vulgaires. »

(4) Leloyer, quatre livres *des Spectres*, etc. Angers, in-4°, 1588.

(5) *Ibid.*, l. II, c. 6.

Contre ces autorités s'élèvent, avons nous dit, celles de courageux docteurs qui attaquent et détruisent des absurdités, tels :

Laurent Joubert, médecin du roi de France, qui publie un ouvrage curieux sur les *Erreurs populaires*.

Ponzinibius, qui écrit que la démonolâtrie doit être admise dans le cadre nosologique, que toutes les sensations qui font ajouter foi aux *Lamies* sont un trouble de la sensibilité. que c'est une erreur de croire à la réunion pendant la nuit de certaines personnes sans que leurs familles en soient témoin, que rien n'est plus cruel que de jeter aux flammes les visionnaires (1).

Alciat, célèbre jurisconsulte, ose attaquer un inquisiteur dont les jugements ont causé la mort de plusieurs hallucinés dans le Piémont. Il pense que les sorcières sont attaquées du même mal qu'étaient attaquées les hallucinées dont Pline fait mention, à propos du mal de Faune. Il veut que l'on ne dispose pas de la vie de ceux qui sont enclins aux visions fantastiques et aux ravissements extatiques qui prouvent, au contraire, qu'ils ne sont pas maîtres de leurs actes, et nullement coupables des crimes qu'ils commettent (2).

Wier avance que la mélancolie est simplement maladive, mais quelquefois elle peut être occasionnée par les démons, par les modifications survenues dans l'atrabile, que saint Jérôme appelle le bain des démons. Ce début, indigne d'un médecin qui a posé des bases véritables pour l'étude des affections mentales, s'efface par sa déclaration qu'après de mûres réflexions il est convaincu que les démoniaques, les lycanthropes que l'on égorge n'ont pas la raison (3). C'était le propre d'un grand courage d'avancer des réflexions aussi hardies et de se placer « à ses risques et périls, comme le dit M. Calmeil (4), entre le fanatisme qui égorge et la folie qui implore à mains jointes et comme un bienfait l'assistance du bourreau. »

---

(1) *De Lamiis, in* Thesauro magno juris consultorum , t. XV.

(2) *Parerga juris*, liv. VIII.

(3) *Opera omnia*. Amsterd. 1560.

(4) T. I, p. 190.

Enfin, Montaigne, vers 1580, écrivait dans ses Essais (1) : « Les sorcières de mon voisinage courent hazard de leur vie sur l'avis de chaque nouvel autheur qui vient donner corps à leurs songes... De ce qui est hors de la conception humaine et d'un effet supernaturel, il en doit être creu lors seulement qu'une approbation supernaturelle l'a authorisé... Ne cherchons pas des illusions en dehors et incognües, nous qui sommes perpétuellement agités d'illusions domestiques et nostres... C'est mettre ses conjectures à bien haut prix que d'en faire cuire un homme tout vif. »

Avant d'exposer les faits qui ont trait aux hallucinations et à l'aliénation mentale pendant le cours du XVIe siècle, nos souvenirs nous rappellent qu'au commencement de ce même XVIe siècle parut l'astrologue Michel de Nostredame, connu sous le nom de Nostradamus (1503-1566). Forcé de s'éloigner de la société par des confrères envieux, il s'imagina dans sa retraite être doué de l'esprit de prophétie, et publia un recueil de prédictions qui obtint le plus grand succès. L'événement est venu donner raison à quelques unes de ses prophéties. J'ai pensé qu'on ne me saurait pas mauvais gré d'en transcrire ici quelques unes que j'ai copiées dans son curieux ouvrage (2). Ceci du reste n'est pas si étranger à mon sujet qu'on le pourrait croire. J'ai choisi celles où Nostradamus parle des tremblements de terre qui arrivèrent en Italie, alors que la France envoyait des secours au roi d'Angleterre ; de la mort de Marie Stuart, conduite à l'échafaud par l'ordre d'Elisabeth, qui détruisit la religion catholique ; de la naissance de Louis XIV, Dieu Donné ; de Cromwell ; enfin, de la mort de Henri IV.

(1) *Essais*, 1725, in-4°, t. 3, p. 281 sq.

(2) *Les vraies centuries et prophéties de Maistre Nostradamus,* Rouen, 1689.

Terre Italique prez des mots tremblera,
Lyon et Coq ; non trop confederez,
En lieu de peur, l'un l'autre s'aidera,
Seules Castulon et Cettes moderez (1).

Le sang du juste à Londres fera faute
Brulez par foudres de vingt-trois le six.
La dame antique cherra de place haute,
De même secte plusieurs seront occis (2).

Un serpent veu proche du lict royal
Sera par dame, nuict chiens n'abboyeront :
Lors naître en France un prince tant loyal
Du ciel venu tous les princes verront (3).

Plus Macelin que roy en Angleterre,
Lieu obscur nay par force aura l'empire :
Lasche sans foy sans loy seignera terre
Son temps s'approche si près que je soupire (4).

Celui qui a les hazards surmonté,
Qui fer, feu, eauë n'a jamais redouté,
Et du pays bien proche du Basacle,
D'un coup de fer tout le monde estonné
Par Crocodil estrangement donné
Peuple ravi de veoir un tel spectacle (5).

1521. Au mois de décembre, un procès eut lieu à Besançon devant l'inquisiteur Boin : Burgot, dit le Grand-Pierre, et Verdung Michel y comparurent, poursuivis comme magiciens et accusés de s'être transformés en loup-garoux. Le premier avouait appartenir à la secte des adorateurs du démon depuis dix-neuf ans, courait dans la campagne après s'être frotté d'une pommade donnée à Michel par

(1) *Cent.* 1re, Q. 93.
(2) *C.* 2, Q. 51.
(3) *C.* 4, Q. 93.
(4) *C.* 8, Q. 76.
(5) *Sixaines*, s. 31.

les démons Guillemin et Moyset : se croyant sous la forme d'un loup, il marchait à quatre pattes avec la rapidité du vent. Il confessait avoir attaqué un jeune garçon de six à sept ans; avoir tué une femme qui cueillait des légumes; avoir dévoré une petite fille d'environ quatre ans, à l'exception des bras; s'être accouplé plusieurs fois avec des louves avec autant de plaisir qu'avec des femmes. Le second confirmait toutes les assertions de son coaccusé; seulement ils se trouvèrent plusieurs fois en désaccord. Tous deux subirent la peine du feu à Poligny (1).

1528-1531. Le Dr Torralba, qui figure en quelque endroit près de Don Quichotte où Cervantès le représente prêt à toucher la lune de ses doigts, avait de bonne heure étudié la philosophie, les lettres et les sciences, qu'il avait profondément travaillées. Une fois reçu médecin, il parcourt les principales universités, il fréquente les écoles les plus renommées, il acquiert des connaissances de plus en plus vastes. De retour à Rome, il devient le médecin du cardinal de Soderini. Là, il devient sombre, mélancolique : il apercevait près de lui, aux changements lunaires, un esprit qui l'accompagnait dans ses promenades et à l'église. En 1510, Torralba, étant en Espagne, causait à tous de ses hallucinations. En 1519, retournant à Rome, il confessa qu'il avait fait le voyage à travers l'atmosphère, sur un nuage enflammé qui lui montrait la route, et étant à cheval sur un bâton. En 1525, étant à Valladolid, alors que Rome était livrée au pillage par les troupes impériales, il s'imagina qu'il était mené par son génie sur les bords du Tibre, et qu'il s'était vu près de mourir. L'événement prouva que les paroles du docteur étaient la confirmation d'une vérité.

L'imprudence qu'il commit de révéler tant de choses le firent arrêter et enfermer à Cuença en 1528. Les inquisiteurs l'ayant interrogé, il fit l'aveu qu'un génie obéissait à ses ordres. Heureusement pour lui que la décision des inquisiteurs se borna à admettre que ce

(1) Wier, *op. omnia*, p. 494. — Calmeil, t. I, p. 234.

génie était de la classe des anges, et que les tortures ne lui firent point avouer un pacte avec le démon. Il en fut quitte pour quelques années de tourments dans les cachots de l'église, dont les portes lui furent ouvertes par la protection de quelques puissants amis d'autrefois (1).

1542. G. Sincelle, dans son livre des *Merveilles*, raconte qu'à cette époque, il se trouva une si grande quantité de loup-garoux à Constantinople que l'Empereur, accompagné de sa garde, sortit de la ville en armes, et leur donna une si bonne correction que cent cinquante restèrent sur la place, et que les autres délogèrent.

1544. Il Torquato Tasso, le célèbre poète qui, dès l'âge de 18 ans, composa le poème chevaleresque de Renaud, fut assailli d'idées noires à la cour de Ferrare, à la suite d'une malheureuse passion conçue pour la belle Léonore, une des sœurs du duc. Sa raison finit par s'égarer, et le duc irrité l'enferma pendant neuf ans dans une maison d'aliénés. Les vives sollicitations du Pape le firent rendre à la liberté. Le Tasse se plaint lui-même, dans ses lettres, d'être en butte aux plus atroces hallucinations : des bruits sourds des tintements d'horloges, le carillon des cloches retentissaient fréquemment à ses oreilles (2).

1544. L'abbesse Madeleine de Cordoue, d'une activité intellectuelle remarquable, d'une profondeur d'esprit extraordinaire, celle qui bénissait les langes du prince Philippe que lui faisait remettre l'épouse de Charles-Quint, celle encore que le cardinal don Henrique nommait sa très-chère fille en Dieu, Madeleine de Cordoue, ou de la Croix, confessa elle-même que, dès l'âge de cinq ans, elle avait reçu du diable le conseil de se vouer à la vie dévote. Une fois, il lui ap-

(1) Llorente, *Hist. crit. de l'inquis. d'Espagne*, t. II, p. 60 sq. — Calmeil, t. I, p. 242-246.

(2) Calmeil, *t. I*, p. 10.

parut sous la forme de Jésus mis en croix : sur son injonction, elle-même s'attacha à la muraille au moyen de clous; et, forcée de le suivre à sa parole, elle tomba par terre et se fractura deux côtes. La plus grande faute qui lui fut reprochée fut d'avoir prêté l'oreille au langage séduisant d'un chérubin déchu, appelé Balban, avec lequel elle avait cohabité durant plusieurs années. Ce fut l'aumônier du couvent qui, mandé par elle étant malade, jugea, par des tremblements qui l'affectèrent, que le diable était de la partie; et, devant les sbires de l'inquisition, l'abbesse fit l'aveu de son commerce avec le diable. On l'exorcisa; et, après avoir paru sur un échafaud en guise d'auto-da-fé, elle fut enfermée dans un couvent solitaire où elle mourut (1).

1550-1565. L'histoire de Madeleine de la Croix offre cet intérêt scientifique que l'une des premières elle présente un ensemble de phénomènes nerveux que l'on peut regarder comme ceux de l'hystéro-démonopathie proprement dite, de l'extase, des convulsions hystériques, des fausses sensations des organes génitaux, etc, qui, constituant dans d'anciens livres la maladie désignée sous le nom de *possession de nonnains*, éclatent dans une foule d'endroits, mais spécialement dans les communautés et les maisons d'éducation.

C'est ainsi que toutes les fonctions encéphaliques deviennent simultanément lésées chez les religieuses qui se considéraient comme possédées, comme on le voit chez celles du couvent d'Uvertet, dans le comté d'Hoorn, qui, depuis plus de cinquante jours, ne vivaient que de suc de rave (2); chez les moinesses de Brigitte, qui furent affligées pendant dix années (3); chez les filles du couvent du Néomage, au Mont-de-Hesse (4); chez les moines du monastère de Kintrop (5), situé près d'Hammone, dans l'ancienne Marche, où se

(1) Del Rio, p. 484 sq. — Wier, p. 476 sq. — Llorente, t. II, p. 103 sq. — Calmeil, t. 1, p. 248.

(2) Wier, p. 229. — Calmeil, t. I, p. 254, sq.

(3) Wier, p. 301.

(4) Bodin, p. 162.

(5) Wier, p. 302, 303, 304. — Simon Goulard, *Hist. mém. et adm.*, Paris, 1600, t. I, p. 46 sq.

firent remarquer surtout Else Kamense, la cuisinière, et Anne Langon; parmi quatre-vingt jeunes filles juives, à Rome (1); dans le couvent de Nazareth, à Cologne (2); enfin, chez les Enfants-Trouvés d'Amsterdam (3).

1566. Nicole Odry ou Aubry (4), dite la possédée de Vervins, interrogée par Charles IX, par le prince de Condé, est exorcisée à Laon avec un grand apparat, sur un immense échafaud, au milieu d'un essaim de moines, de curés, de prélats, en présence d'un flot énorme de catholiques et de huguenots, dont le nombre fut évalué à trente mille, et qui causa tant de troubles, de querelles, alors que ceux-ci criaient à l'imposture, ceux-là au miracle.

1567. François de Salle, évêque de Genève, fondateur de l'ordre de la Visitation, raconte, dans son *Traité de l'Amour de Dieu*, qu'une de ses parentes s'imagina, étant veuve, qu'un enfant remuait en elle, et qu'elle allait bientôt accoucher. Cette femme, qui avait toujours tenu la conduite la plus régulière, la plus exemplaire, et qui ne déraisonnait sur aucun autre point, se mit un soir à pousser des cris analogues à ceux que cause le travail de l'enfantement. Ces fausses sensations durèrent toute la nuit.

1572. Charles IX qui, en 1574, mourut victime d'une maladie horrible causée par d'infâmes débauches, et déchiré par les remords, entendait la nuit et pendant la veille les hurlements des victimes dont, à la Saint-Barthélemy, il avait ordonné le massacre, et sur lesquelles il avait tiré lui-même des fenêtres du Louvre.

---

(1) Cardan, *de veritate rerum*.

(2) Wier, p. 307.

(3) Wier, p. 296.

(4) Leloyer, p. 465. — De la Ménardaye, *Exam. et discuss. crit. de l'hist. des Diables de Londun*. Paris, chez de Bure l'aîné, 1749. — *Jehan Boulæse*, 1 vol. in-4°. Paris, 1478 (ouvrage curieux). — Calmet, c. XXV, t. I, p. 199. — Calmeil, t. I, p. 264.

1573. Gilles Garnier, sorcier de Lyon, dit l'ermite de Saint-Bonnot, fut condamné au feu par arrêt du Parlement de Dôle, pour s'être changé en loup-garou le jour Saint-Michel, et avoir mangé les cuisses, les bras et le ventre d'une petite fille (1).

1578. Jacques Rollet, condamné à mort comme lycanthrope par le lieutenant criminel d'Angers, en rappela devant le Parlement de Paris, présidé par de Thou, et fut envoyé comme fou dans une maison de santé (2).

1578. Jeanne Hervilliers, native de Verbery, près de Compiègne, fut brûlée vive à Ribemont. Elle fut condamnée en présence de Bodin, et les divers détails de la procédure impressionnèrent tellement l'auteur de la *Démonomanie* que, quatre ans plus tard, ce livre, regardé comme un chef-d'œuvre d'une haute valeur, était dans toutes les bibliothèques. La mère de Jeanne Hervilliers avait été elle-même brûlée vive à Senlis, en 1548. Au moment même de sa naissance, elle avoua s'être vouée à Béelzébuth. A douze ans, elle s'était prostituée au diable qui s'était présenté à elle l'épée au côté, botté, éperonné. De plus encore, elle prétendait avoir commis plusieurs homicides (3).

1590. Fr. Ravaillac, l'assassin de Henri IV, raconta qu'il voyait des hosties voltiger devant lui, et que, sur une statue, il retrouva un crâne précédemment rencontré dans un atelier. Il avait de fré-

---

(1) Bodin, *Démon.*, l. II, p. 192. — Calmeil, t. I, p. 279.

(2) Delancre, *Arrêts notables rendus par le Parlement de Paris*, p. 785. — Leroux de Lincy, liv. des *Légendes*.

(3) J. Garriret, *Hist. de la Magie en France*, p. 133. — Bodin, dans la préface.

quentes visions : et c'est un avertissement céleste qu'Henri IV allait déclarer la guerre au Pape qui guida le couteau du fanatique régicide (1).

1598. Boguet fut envoyé pour juger des monomaniaques dans le Jura, près de Ferney, au pays où deux dévots, FF. Romain et Lupicin furent les fondateurs d'une abbaye nommée d'abord Condate, et puis saint Claude. Son zèle fut si grand qu'il se vanta, dit Voltaire, d'avoir causé la mort de plus de six cents lycanthropes, lui qui raconte des scènes attendrissantes qui ne purent remuer son cœur (2).

1599. Aupetit, desservant de la paroisse de Payas, âgé de 55 ans, prêtre depuis trente ans, accusé de se livrer aux pratiques de la diablerie, est brûlé vif dans le Limousin, Interrogé d'abord par l'official de l'évêque de Limoges, il nie tout ; mais soumis aux tortures de la question, il avoue que, depuis vingt ans, il allait au sabbat à Mathegoute et au Puy-de-Dôme, qu'il avait le don de se faire aimer des filles, qu'il s'était exercé à corrompre les fruits, à faire mourir les hommes, les femmes et les enfants (3).

1599. A cette époque figure l'histoire de Marthe Brossier, prétendue possédée, native de Romorantin, en Sologne, qui remplit d'inquiétude Henri le Grand et le Parlement de Paris ; qui fut exa-

---

(1) Br. de Boismont, p. 463. = Les détails du procès du « très-méchant et très-parricide Ravaillac » viennent d'être exposés par M. A. Aubry dans son *Trésor des pièces rares*. (Mars 1859.)

(2) Boguet, *disc. des Sorciers*, in-8° 1603. — Voltaire, œuv. compl., éd. de Baudouin, çà et là dans le t. XXXIX.

(3) Delancre, *tabl. de l'inconst.* p. 502 sq.

minée et soumise à maintes expériences par le cardinal de Gondi et le père Séraphin ; qui fit interdire la chaire au capucin Dupuy et morigéner le prédicateur de la Sorbonne ; qui, enfin, occupa la sagacité des médecins Duret, Riolan et Marescot qui, à ce propos, écrivait : *à naturâ multa, plura ficta, à Dæmone nulla* (1).

---

(1) J. Thuanus, *hist. sui temporis*, l. 123. — Bayle, *dict. hist. et crit.*, art. Brossier, t. 4, p. 161 de l'éd. de 1820. — *Manuscrits de Colbert*, vol. 32 ; bib. roy. — Calmeil, t. 1, p. 349. — *Le Pour et le Contre de la possession des filles de Landes*, p. 191.

V.

§ I. THÉORIES PHILOSOPHIQUES ET MÉDICALES AU XVIIe SIÈCLE.

§ II. FAITS MAL INTERPRÉTÉS A CETTE ÉPOQUE.

Nous avons dit (1) que Paracelse et Van Helmont avaient ébranlé, après quatorze siècles de durée, les doctrines de Galien. Mais les théories galéniques ne succombèrent pas si vite, et la doctrine de l'influence de la bile noire et de la pituite a toujours été commentée par les médecins, du vivant même de Galien, jusqu'à Pinel. Nous en voyons la preuve dans les quelques écrits qu'Aëtius (2) nous a conservés de Marcellus de Seyda (138), qui a fait une description en vers héroïques de la lycanthropie, ainsi nommée, dit-il, parce que les malades errent en hurlant comme des loups, nuitamment et dans les lieux solitaires (3), et aussi dans les réflexions que nous donne à méditer Alexandre de Tralles (560), qui insiste sur l'indication à tirer des hémorrhoïdes, de la menstruation, des évacuations habituelles (4).

Les écrits des Alciat, des Wier, des Montaigne auraient dû faire impression sur l'esprit des jurisconsultes, des magistrats : il y a lieu de s'étonner qu'ils n'aient produit aucun effet. Pour les classes inférieures de la société, aveuglées et arriérées, elles ne pouvaient encore pas retirer le moindre parti de la lecture des œuvres scientifiques

(1) Page 65.

(2) *Tetrab.* 2, serm. 2; cap. 2.

(3) Suidas, t. II, p. 498.—U. Trélat, p. 50.

(4) *De arte medicâ*, lib. XII, éd. de Haller, Lausanne, 1772.

et philosophiques. Il fallait que la pensée humaine, fécondée par quelques rares et sublimes génies, arrivât vite et sûrement à quelques initiés, et écrasât ceux là qui, redoublant d'efforts, essayent de retenir les liens qui la retiennent enchaînée aux plus absurdes préjugés, aux plus stupides idées. Elle atteint un progrès immense avec les philosophes de ce temps, Bacon (1561-1626), Thomas Hobbes (1588-1680), Descartes (1596-1650), Blaise Pascal (1623-1662), J. Locke (1632-1704), Malebranche (1638-1715), Isaac Newton (1642-1727) et Guillaume Leibnitz (1646-1716). La vérité est sur le point de sortir triomphante. Les anciennes illusions commencent à être détruites, et les médecins de ce siècle ne justifieront pas l'opinion du bon Lafontaine :

Le monde est vieux, dit-on : je le crois, cependant
Il le faut amuser encore comme un enfant.

La physiologie et la pathologie intellectuelles veut s'appuyer sur des fondements inébranlables avec les F[x] Plater (1536-1614), G. de Baillou (1538-1616), Lepois (1563-1633), Nathanaël Highmore (1613-1684), Sylvius De le Boë (1614-1672), Sennert (1618-1637), Th. Bonet (1620-1689), Willis (1622-1675), Sydenham (1624-1689).

Pour en finir avec les écrits des auteurs qui envisagent la démonomanie d'un point de vue qui, maintenant, ne doit plus avoir l'importance médicale et philosophique qu'il avait à une autre époque, nous faisons mention de l'opinion de Jacob Sylvius (1480-1555). Ce médecin conseille de ne jamais s'approcher seul des mélancoliques, car il en a vu qui, calmes un moment, devenaient furieux tout-à-coup et frappaient le docteur (1). Il est remarquable que, dans l'opinion de cet auteur, toutes les maladies se traitent par un nombre fatal de moyens, ordinairement trois ou cinq, telle la paralysie et la mélancolie que l'on soigne par cinq moyens (2). On voit encore Torreblanca, physicien, jurisconsulte, théologien éminent, publier un livre, espèce de code de nos jours, où est exposé, avec concision, tout ce qui

---

(1) Jac. Sylvius, *melanch. morb. cur.*, Génève, 1630, p. 413.
(2) *ibid.* p. 925.

semble avoir trait aux relations de l'homme avec le Diable (1). On remarque enfin Delancre, criminaliste éclairé, fort savant sur les coquilles fossiles, qui craint de se compromettre en laissant la vie sauve d'un démonolâtre, et qui s'épuise devant des manuscrits pour ressasser longuement, dans deux volumes (2), une quantité prodigieuse de questions concernant les sorciers. Heureusement que la cause des lumières et de l'humanité était plaidée chaudement par les médecins dont nous avons parlé, par des philosophes courageux et persévérants, Balth. Bekker (3), et Fréd. Spée (4), entr'autres, qui firent une guerre fort vive aux superstitions.

F[x] Plater (5) donne des définitions et trace les caractères de l'imbécillité, de la manie, de la sottise, de la folie, de la mélancolie, de manière qu'on croirait lire une description moderne de ces diverses affections. Mais, à côté de ces beaux travaux qui dénotent une longue étude, un examen profond des aliénés, nous voyons encore la croyance au pouvoir qu'ont encore, dans quelques circonstances les esprits déchus, d'intervenir pour mettre le désordre et détruire l'harmonie dans les fonctions de l'organisme humain. Nous avons de Plater des remarques nombreuses sur la mélancolie : c'est lui qui, le premier, a tenté une classification pathologique des maladies de l'esprit qu'il divise en quatre groupes, (*mentis imbecillitas, m. consternatio, m. de fatigatio, m. alienatio*), subdivisés ensuite en espèces. De son temps, les malheureux aliénés étaient encore ren-

(1) *Dæmonologia, sive de magià naturali, dæmoniacà*, etc, lib. IV. 1623. Moguntiæ.

(2) *Tableau de l'inconstance des mauvais anges et démons.* etc. in-4° 1613, Paris. — *L'incrédulité et mécréance du sortilège pleinement convaincue*, etc, 1622, in-4°, Paris.

(3) *Le monde enchanté*, 4 vol. in-18, Amsterdam, 1694.

(4) *Cautio criminalis, seu processibus contrà sagas, ad magistratus Germaniæ, etc.*, sans nom d'auteur, 1631.

(5) *Praxeos medicæ tomi III. Basileæ*, 1736, in-4° avec une préf. d'Em. Kœnig.

fermés dans les prisons et chargés de fer : il dit (1) qu'on trouva un jour un fou gelé dans son cabanon, et relate le fait d'un autre qui, après une séquestration de quarante années dans de noirs et infects cachots, après avoir été en butte à mille tortures, redevint calme et recouvra, une fois rendu à la liberté, une partie de son bon sens.

Guillaume de Baillou, (2) habile interprète des traditions de l'antiquité, servilement attaché aux sentiments hippocratiques, « plus galéniste qu'hippocratiste par ses doctrines, plus hippocratiste que galéniste par sa méthode, » (3) n'en a pas moins rien accordé à l'intervention des causes surnaturelles pour donner naissanee aux maladies physiques. Il avait une intelligence d'élite pour affirmer que, dans l'organisation vivante, les démons n'avaient aucun pouvoir, aucune action possibles.

Ch. Le Pois (4), dont Boerhaave a fait un si pompeux éloge, a parfaitement décrit l'hystérie convulsive avec violence: il lie cette affection à l'épilepsie, et son siège anatomique est, pour lui, dans les hémiphères cérébraux et non dans les organes sexuels. De là cette idée que l'hystérie n'est pas exclusive à la femme, et il en cite des exemples.

Highmore (5) nous a peint un tableau assez vrai de la mélancolie. Comme pour Hippocrate et Dioclès, le siège de la mélancolie est l'estomac. La bile, l'atrabile, le suc acide des anciens, jouent un grand rôle dans cette affection, et même Highmore va plus loin dans l'influence que possèdent ces liquides altérés et circulant en tous sens dans l'économie.

Sylvius de le Boë (6) dit quelque part qu'il n'est pas médecin celui qui ignore le traitement des maladies mentales. Il a obtenu moins

(1) *Observat. in homin. affectibus plerisque*, *Basileæ*, 1641, p. 87, p. 89.

(2) G. Ballioni, *op. med. omnia*, *Genevæ*, 1762, 4 vol. in-8º, éd. Th. Tronchin.

(3) *Gazette hebdomadaire de méd. et de chirurg.*, Bibliograph. par le Dr Dechambe, p. 175 : nº 11, 18 mars 1859.

(4) *Select. observationum et consiliorum*, etc. *liber singularis*, éd. de Boerhaave. *Lugduni Batavorum*, 1733, *in-4º*.

(5) *Exercitat. duæ, quarum prior de passione hysterica, altera de affectione hypochondriaca. Ienæ*, 1667, in-12º. — *De hyster. et hypoch. passione, responsio ad Willisium*, Londini, 1670, in-4º.

(6) *Opera medica*. etc., 2 vol. in-8º, éd. de 1733, Venise, p. 253.

de guérisons par les médicaments, qu'à l'aide d'impressions morales et avec le secours du raisonnement. Il définit nettement la démence et l'idiotie, et les différencie avec justesse. Il constate l'hérédité de la mélancolie. Analysant la symptomatologie des maladies nerveuses, il imagine l'étiologie de chacune d'elle dans les diverses alterrations, les diverses fermentations de l'humeur pituiteuse dont l'existence est incontestablement acquise à ceux qui ont pratiqué des vivisections et se sont livrés à des recherches anatomiques et chimiques.

D. Sennert (1) fait une distinction entre les sens internes et les sens externes : ceux-ci sont directement affectés par les corps extérieurs, et les premiers, n'étant influencés que de l'impression qui vient des sens externes, sont classés de diverses façons par le médecin de Breslau, qui, comme les Arabes, fait siéger la mémoire dans la partie postérieure du cerveau, le raisonnement dans la partie moyenne, la réflexion dans la partie antérieure. Il décrit exactement la mélancolie. Mais il se fourvoie encore dans des digressions sur le pouvoir du démon, en admettant une variété spéciale d'extases dues à une cause démoniaque, et soutenant que les démonolâtres pouvaient réellement pratiquer des voyages à travers les airs, et que, recouverts par le diable d'une sorte de mannequin, certains lycantropes pouvaient réellement avoir l'apparence du loup. Il admet encore que certains démoniaques peuvent parler des langues que jamais ils n'ont apprises et présager l'avenir : un rustre ignare composera des poésies latines (2) ; un homme sans instruction s'exprimera dans un idiôme qu'il n'a jamais connu et qu'il oubliera une fois guéri (3) : une femme chantera des odes latines qu'elle n'a jamais lues (4).

Ch. Bonet, de Genève (5), attribue la conduite audacieuse, le

---

(1) *Institut. medic.*, l. II, § III, sect. 1, et Cap. IV, sect. 2.— *Opera omnia*, in-fol., Lugdun. 1677, t. II, c VII.

(2) Ant. Guainerius, *tractat.* XV, c. IV.

(3) Erasmus Roterodamus, *medicinæ encomium.*

(4) Forestus, *lib.* X, *obs.* 10.

(5) *Sepulchretum, seu Anatomia practica.* Gen., 1700. 3 vol. éd. Manget, avec add. considérables.

débordement érotique, les désirs effrénés des nymphomanes, aux esprits animaux que l'amour excite, et qui agissent sur le cerveau et l'utérus : c'étaient eux qui embrâsaient les filles de Milet qui se pendaient par bandes, les filles de Lyon qui se jetaient dans le Rhône. Bonet a vu, chez le même malade, des accès alternatifs de manie et de mélancolie : il a observé un maniaco-mélancolique, maniaque l'été, mélancolique l'hiver (1). La mélancolie est souvent compliquée de scorbut, remarque déjà faite par Charleton (2), Highmore (3), et Rolfincius (4). Il ne veut rien, ou presque rien, rapporter à la magie, aveu qu'il est curieux d'opposer aux idées superstitieuses de Sennert, cinquante ans auparavant. Il cite l'observation d'un maniaque que guérit la transfusion du sang, et juge avec sévérité le Parlement de Paris pour avoir proscrit cette opération, comme il avait, cent ans avant, proscrit l'emploi de l'émétique dont il permit ultérieurement l'usage.

Th. Willis (5), qui a beaucoup avancé l'étude anatomique du cerveau, en décrivant son déplissement et montrant les couches grise et blanche, divise l'aliénation mentale en mélancolie, en manie, et en stupidité ou *morosis*. Malheureusement, dans la manie, il ne ménage ni les chaînes, ni les coups, et ne connaît d'autre régime moral que les menaces pour arrêter la fureur des aliénés. Willis est encore pour l'opinion des théologiens, et ce logicien sévère pour lequel l'existence de l'âme et sa puissance sur le système nerveux, instrument de ses manifestations, est une profonde croyance, admet que momentanément elle peut être éclipsée : l'action des démons qui s'insinuent dans l'appareil nerveux prend sa place ; et les vrais énergumènes doivent leurs lésions à ces êtres nuisibles.

A la même époque que Willis, Guillaume Croone émit la croyance d'une circulation dans les nerfs, analogue à la circulation du sang (6).

---

(1) *Medecin. Septentr.*, Genève, 1684, p. 188.
(2) *De Scorbut*, c. 1.
(3) *Exercitat. de affect. hypoch.*, c. I.
(4) *De partit. corp. adfect.*, c. XII.
(5) *Opera omnia*, Amstelod, 1682. — *Cerebri anatome*, Amstelod, 1667.
(6) *De ratione motùs musculorum*, Amstelod, 1667.

Sydenham (1) ne dit que peu de mots sur l'aliénation : il se borne pour le traitement de la manie à donner le conseil de l'emploi des évacuations et des saignées. Ce grand médecin est remarquable quand il dit que l'homme est composé de deux êtres : l'un intérieur, l'autre extérieur. A la puissance intérieure appartiennent les désirs, les sensations, l'instinct, le jugement; la puissance extérieure agit sans desseins, sans intentions. Du concours de ces deux êtres résulte l'homme sage, intelligent, raisonnable: la folie et le désordre viennent du heurt de leurs tendances, de leurs forces. Cet homme double, dont parle saint Paul, est peut-être une des plus belles conceptions du génie humain. En faisant un retour sur soi-même, on trouve cet être intérieur, réfléchissant, parlant, dirigeant une partie de nos actions.

Signalons, en terminant, un bon ouvrage de Jacques Primerose de Saint-Jean-d'Angély, né en 1629, sur les erreurs populaires (2), où l'auteur fait une guerre fort vive aux superstitions.

FAITS. — **1603.** Marguerite Bouchey, dit Delancre (3), eut la fantaisie un jour de montrer une marionnette. Les experts découvrirent que c'était un lutin. Le juge ordinaire de Romorantin, homme avisé et pénétrant, crut qu'il était de son devoir de procéder envers et contre la marionnette.

1603. Descartes, après une longue retraite, dit M. Brierre de Boismont (4), fut suivi par un être qu'il ne voyait pas. Cet être l'engageait à poursuivre les recherches de la vérité.

(1) *Observ. circa morb. acut. hist. et curat.*, Londini, 1677, in-8°; Genevœ, 1683, in-12, avec les *Epistolæ responsoriæ*.

(2) *De vulgi erroribus*, Lugd, 1664, in-8°, en franç. par de Rostagny, Lyon, 1689, in-8°.

(3) Delancre, *arr.*, p. 791.

(4) *Hall.* p. 57.

1603, Le jeune Jean Grenier, poursuivi comme lycanthrope par le parlement de Bordeaux, — sur les attestations d'une fille avec laquelle il menait paître le bétail, Marguerite Poirier, — mourut à vingt ans dans le couvent des Cordeliers où il était détenu, eu égard à l'âge et à l'imbécillité de cet enfant qui était, dit le premier président d'Affis, « si stupide et si idiot que les enfants de sept à huit ans témoignent ordinairement plus de jugement. » Delancre eut la curiosité d'aller rendre visite à ce lycanthrope, à sept ans de distance de sa condamnation : Grenier lui raconta qu'autrefois il avait parcouru les campagnes sous la forme d'un loup et fit l'aveu qu'il était poussé instinctivement à manger la chair des petits enfants, particulièrement les filles qui, étant plus tendres, lui procurent plus de jouissance (1).

1606. Un arrêt du Parlement de Paris fut rendu en cette année, le 14 juillet, sous la présidence de MM. Molé et Séguier, contre la nommée Françoise Bos de Gueille, en Auvergne, traduite devant la barre du Tribunal pour avoir souffert la présence d'un démon qui était venu lui rendre visite dans sa chambre, et pour avoir couché avec lui pour une pomme (2).

1609. Andaye, Saint Jean de Luz, Siboure, les environs de Bayonne (le Labourd et les Basses-Pyrénées) présentaient un sinistre et affligeant aspect : ce pays regorgeait de démonolâtres. « Danser indécemment, festiner ordement, s'accoupler diaboliquement, sodomiser exécrablement, blasphémer scandaleusement, se venger insidieusement, courir après tous désirs horribles, sales et dénaturés, brutalement, tenir les crapauds, ès vipères, ès lézards et toutes

---

(1) Delancre, p. 308. — Calmeil, p. 416-425.

(2) Delancre, p. 793.

sortes de poisons précieusement, aimer un bouc puant ardemment, le caresser amoureusement, s'accointer et s'accoupler avec lui horriblement et impudemment,... » tels étaient les aveux de ces malheureux démonolâtres, au dire de Delancre (1). [Histoires *de Jeanne Bellot, de la fille Dozartzabal, de Catherine d'Arréjouaguc, Marie de la Ralde, Catherine de Naguille, Jeanne Abadie, etc., etc.*] Les prisons se remplissaient de malades, et elles ne furent pas assez grandes pour les contenir, puisqu'au rapport de Delancre (2), on transforma en geôle le château du Hâ. Une foule de malheureux périrent dans les flammes des bûchers qu'on dressa dans plusieurs endroits. Ce ne furent pas seulement les ignorants, les rustres et les idiots sur lesquels portèrent les sévices de l'aveugle justice. Accusés de s'accoupler scandaleusement devant les sorcières du sabbat (3), des prêtres eurent à subir les condamnations qu'on leur infligea; sept furent pendus alors : deux de Siboro (Migalena, 70 ans ; P. Bocal, 27 ans) furent mis à mort (4).

1611. Deux religieuses de sainte Ursule à Aix, nymphomanes, cataleptiques, Madeleine de Mandol et Loyse Capel ou Capeau, sous le nom de Diable Verrine, accusant Louis Gaufridi, bénéficié en l'église des Acoulès, de Marseille. Ce prêtre fut publiquement dégradé à Aix sur un échafaud; et, après avoir fait amende honorable à Dieu, à la justice, et aux hommes devant la porte d'honneur de la cathédrale, il fut conduit sur la place des Prêcheurs, pieds nus, la corde au cou, et brûlé vif. Abominable fanatisme ! On jeta au vent les cendres encore chaudes de ce malheureux, accusé d'être le roi des sorciers d'Espagne, d'Angleterre, de France et de Turquie. Thoron, conseiller, fut son juge, et l'affaire fut instruite dans les opinions de l'inquisiteur Michaëlis, « qui n'avait jamais laissé échapper l'oc-

(1) Delancre, p. 13, *dans la préface.*

(2) P. 144.

(3) P. 492.

(4) P. 426.

casion de perdre un malheureux, » contre un homme que l'histoire n'a pas plaint, et qu'entourait de l'estime publique l'élite de la société de Marseille. D'une intelligence supérieure, Gaufridi opposa d'abord le démenti le plus formel aux allégations des deux dévotes : puis, dominé par les soucis, en butte aux tracasseries de deux prêtres qui, nuit et jour, voulaient lui faire obtenir le pardon de Dieu, tourmenté par une foule de fanatiques, d'énergumènes qui l'assimilaient à Caïn et à Judas, il finit par devenir fou. Les aveux qu'il fit en sont une preuve. Je suis, dit-il, l'affilié du Diable depuis quatorze ans : toutes les femmes, qui approchent de mon haleine, deviennent amoureuses de moi, et elle est si puissante, si irrésistible, que plus de mille femmes sont mortes brûlant d'amour pour ma personne.

La santé des nonnes de sainte Ursule ne s'améliora point après l'exécution de Gaufridi : les deux dénonciatrices terminèrent leur vie dans la misère la plus profonde (1).

1613. Marie de Sains, innocente d'abord, puis s'avouant coupable de « tous les péchés et abominations au delà de toute imagination » (2), est accusée par les filles du cloître de Sainte-Brigitte, à Lille, de se livrer à la sorcellerie. Cette sœur jouissait précédemment d'une grande estime parmi les nonnes. Il est à remarquer qu'elle avait assisté à l'exorcisme de Madeleine de Mandol à Aix, et, naturellement, la maladie devenant épidémique, on se reporte à l'histoire de Gaufridi qui venait de subir un injuste châtiment. Elle avoua avoir livré au diable son âme, son corps, tout, jusqu'à ses bonnes œuvres ; avoir fait avaler aux religieuses des poudres composées avec des hosties et du vin sacré, et dont la composition

(1) P. Calmet. éd. 1611. Ch. xx, t. I, p. 158. — *Causes célèbres*, t. VI, p. 192. — Michaëlis, *hist. admirab. de la possession et conversion d'une pénitente, etc.*, Lyon, 1614. in-8° — Calmeil, p. 489.

(2) J. Le Normand, *hist. de tout ce qui s'est passé sous l'exorcisme de trois filles possédées ès pays de Flandre, etc.*, 2 vol. in-8°, Paris, 1623.

lui avait été donnée par Gaufridi; avoir administré à la mère abbesse, à l'évêque de Tournay et à ses domestiques, au père Michaëlis, et à plusieurs sœurs dont elle cite les noms, un maléfice qui devait causer leur mort. Elle décrit dans son interrogatoire, sur la police des fêtes des démons, des pratiques infâmes, des règles entachées du cynisme le plus abominable.

Bientôt les sœurs Catherine, Péronne et Françoise, ses accusatrices, toutes les filles de Sainte-Brigitte sont atteintes de démonopathie qui dure plus de dix ans. Elles furent traitées, avec une dureté sans pareille : l'ignorance et l'aveuglement éloignaient des cœurs humains pitié, commisération, bienveillance. Personne n'a élevé la voix pour les plaindre : personne ne les croyait malades.

Marie de Sains, privée de l'habit monastique, fut jetée à Tournay dans les cachots ds l'officialité : elle y termina ses jours dans les horreurs de la pénitence la plus rigoureuse. Les autres infortunées trainèrent trop longtemps une existence affreuse, dévorées par les insectes, livrées aux moqueries et aux sarcasmes d'une plèbe abrutie.

1621. Ainsi que Nicole Aubry à Vervins, qui dut la liberté à Charles IX, la célèbre Elisabeth de Raufaing troubla Nancy de ses convulsions hystériques, de son délire, de sa nymphomanie. On la mit en prison, et elle dut d'en sortir à de toutes puissantes protections. Mais les sévices de la justice tombèrent sur son médecin Poirot accusé d'être sous le coup d'un maléfice qu'il lui avait jeté. Poirot eut le même sort que Gaufridi (7 avril 1622) (1).

1623. Blaise Pascal, qui dès l'enfance fut d'une santé débile, qui passa la plus grande partie de sa vie dans les souffrances, fut frappé, en 1647, d'une paralysie qui lui empêcha de se servir de ses jambes. En 1654, passant près du pont de Neuilly, les chevaux de sa voiture

---

(1) P. A. Calmet, t. I, c. XXVI, p. 207, 214.

s'emportèrent et il fut à deux doigts de sa perte. Depuis lors, jusqu'en 1662, année de sa mort, il traina une existence assez malheureuse, en butte aux pusillanimités, aux terreurs. Il croyait voir toujours près de lui un précipice prêt à l'engloutir.

1628. François Garcia fut poursuivi par l'inquisition pour avoir contribué à exalter l'imagination des bénédictines, à Madrid. Dona Thérèse de Sylva, supérieure du couvent à vingt six ans, et vingt cinq filles sur trente, qui faisaient partie de la communauté, furent en proie à une affection nerveuse et devinrent énergumènes, possédées de vingt cinq démons commandés par leur chef Pérégrino. Le conseil de la *Suprême*, à Madrid, des examens faits par de vertueux et savants personnages, admirent la possession des religieuses. On les tint pour innocentes. François Garcia, hérétique illuminé, dut subir une condamnation à la prison, et fut soumis à des pénitences publiques et privées (1).

1630. Un imposteur, Robert Bisson, occupait beaucoup de ses jongleries mystiques la ville de Caen, à cette époque (2). Ce thaumaturge, qu'on appelait ordinairement le prêtre de Bellouët, se mêlait de faire marcher les boiteux, de rendre la vue aux aveugles. L'affluence de ceux qui voulaient être guéris était considérable. Son crédit s'effaça le jour où ce prêtre fut, malgré force oraisons, dans l'impossibilité de guérir une femme dont il s'était fait fort de procurer la guérison.

1632. § 1. Jeanne de Belfiel, de la maison du baron de Cose, supérieure d'une communauté d'Ursulines à Loudun ; madame Claire de Sazilli, parente de Richelieu; la fille du marquis de Baracé ; les

(1) Llorente, *hist. crit. de l'inquisit. d'Espagne*, t. III, p. 484.

(2) *Le pour et le contre de la possession des filles de la paroisse de Landes, dioc. de Bayeux*, par l'abbé Porée et Dudouet, méd., 1738, p. 137-138.

cousines du cardinal de Sourdis, etc., toutes d'une distinction de manières parfaite, d'une éducation supérieure, furent atteintes d'une espèce de folie contagieuse, pendant laquelle elles se croyaient tourmentées par des malins esprits dont le chef était Asmodi. Elles attribuèrent le dérangement de leur santé à l'accointance avec les puissances de l'enfer d'un prêtre de la ville, Urbain Grandier de Rovère, curé de Saint-Pierre, et chanoine de Sainte Croix. La maladie commença d'abord par des hallucinations : des fantômes obsédaient la nuit les religieuses. Seize nonnes, en proie au délire de la diablerie, avaient fréquemment des extases et des accès de catalepsie. Puis, des scènes extravagantes se succédèrent de jour en jour. Celles qui prétendaient être possédées éprouvaient dans la tête, au cœur, dans l'estomac, des sensations spéciales qui leur faisaient supposer que chacune de ces parties était sous la puissance d'un démon : Béhérit, Léviathan, Asmodi, Haman, Grésil, Isaacaron, Béhémot étaient facilement reconnaissables à leur timbre de voix distinct.

En mai 1635, Gaston d'Orléans, frère de Louis XIII, fut témoin des cérémonies d'exorcismes pratiquées par le père Surin.

Urbain Grandier, doué d'une culture d'esprit admirable, d'un talent supérieur, d'une brillante éducation, de mœurs un peu galantes, et qui joignait à cela un physique d'une beauté remarquable, fut accusé d'adultère, de sacrilége, de magie, de maléfices et de possession, et fut considéré comme l'auteur des sensations où succombait la chasteté des religieuses. Le curé se défendit avec une vigueur et une énergie sublimes contre l'ignorance et l'aveuglement des ministres de la religion qui voulaient à tout prix sa tête : le sage archevêque de Bordeaux, Charles de Sourdis, devant lequel Grandier porta plainte, parvint pour un instant à assoupir l'affaire. Mais il fallut que ce pauvre prêtre succombât sous l'acharnement féroce du conseiller d'état Laubardemont, émissaire de Richelieu, qui voulait punir dans Grandier, l'auteur d'un pamphlet offensant intitulé : *la cordonnière de Loudun*.

L'inique, mais adroite procédure dont on fit preuve pour cette victime du fanatisme reste comme un preuve évidente, un monument irréfragable du parti que les plus affligeantes infirmités ont offert de bonne heure à la scélératesse, à l'hypocrisie, pour complaire à un vil égoïsme, passion la plus méprisable de toutes.

Urbain Grandier fut conduit à la place de Ste Croix « pour y estre attaché à un poteau sur un bûcher, et y estre son corps bruslé vif. » La rage qu'on déploya à le faire souffrir fut si grande que la compression et le rapprochement des planches broyèrent littéralement les muscles de ses jambes. Ce fut sur une civière qu'il fallut l'emporter pour que cette victime de la fatalité et du malheur devienne la proie des flammes (1).

§ II. On devait être sûr que le délire des Ursulines de Loudun ne se bornerait pas aux murailles de leur couvent et que la maladie contagieuse qui faisait leur désespoir atteindrait d'autres femmes. C'est ce qui eut lieu à Loudun chez Elisabeth Blanchard, Suzanne Ammon, etc., etc., dont l'histoire n'est qu'un reflet de celle des religieuses. Les symptômes de l'hystéro-démonopathie se propagèrent à Chinon, où l'on interdit et condamna à l'exil le nommé Barré, curé fanatique : s'élevant contre l'autorité ecclésiastique qui déclarait que les séculières n'étaient que mélancoliques, il s'opiniâtra à les exorciser; et, récalcitrant, il fut accusé d'entretenir le mal parmi ses paroissiennes.

Les héros de l'affaire Grandier eux-mêmes ne tardèrent pas à subir l'influence de la contagion. A la lueur des flammes qui réduisirent en cendres l'infortuné curé de Loudun, on vit successivement perdre la raison :

Le P. Tranquille, de Saint-Rémy, qui offrit à Grandier un crucifix rougi au feu;

Le P. Lucas, qui fut pris d'un accès de frénésie en répondant aux dernières prières que l'on récitait au P. Tranquille;

---

(1) Aubin, *Hist. des diables de Loudun, ou de la possession des religieuses ursulines*, Amsterdam, 1752; —De la Ménarday, *Exam. et discuss. crit. de l'histoire des diables de Loudun*, Liège, 1748, in-12; —Balt. Bekker, *Le Monde enchanté*, 4 vol., Amsterd. 1694, in-18, t. IV, c. II, p. 205, sq.; —*Biblioth. univ. et historiq.*, t. 24; —Demangeon, *Du pouvoir de l'imagination*, c. IV, p. 235; —Calmeil, t. II, p. 7.

Le chirurgien Mannouri, qui avait constaté à l'audience des taches diaboliques sur les membres de Grandier (1), et prouva peu de sensibilité en le dardant de sa sonde chaque fois qu'il avait intérêt à lui arracher un cri de douleur ;

Louis Chauvet, lieutenant civil à Loudun, qui, ayant fait mille bravades durant le cours de la procédure pour montrer son incrédulité à l'endroit de la possession, ne put vaincre l'épouvante dont il fut saisi si bien, en assistant au supplice de Grandier, qu'il en perdit la raison ;

Le P. Surin, de Bordeaux, qui n'avait joué dans l'affaire que le rôle d'exorciste, et qui composa son *Cathéchisme spirituel* (2) dans un état humiliant de dégradation : il finit par guérir, reprit ses occupations d'autrefois, et mourut en 1665 en plein bon sens ;

Le P. Lactance Gabriel, enfin, qui mourut comme enragé le 18 septembre, un mois après Grandier (3).

1638. Nicolas Malebranche, le plus illustre des disciples de Descartes, et qui, dès l'âge de vingt-deux ans, s'enferma chez les Oratoriens, où il vécut jusqu'à l'âge de cinquante-cinq ans, époque de sa mort, était sujet à de singulières pusillanimités. Il n'osait se

---

(1) Il fallait, si je ne me trompe, pour la confirmation définitive du jugement, que l'on puisse trouver en pareille occurrence un signe physique sur le corps du prévenu. Avait-on la moindre verrue, la moindre pustule d'acné, c'était assez pour affirmer qu'il était ensorcelé ou affilié au diable. U. Grandier était, disent les chroniques du temps, un des plus beaux hommes qu'on ait jamais vus, et pas la plus petite tache ne put être trouvée sur la surface extérieure de son corps. Les juges étaient fort embarassés, et il y avait grand tumulte dans l'assistance. Par un fatal hasard, — je me souviens d'avoir lu ce détail quelque part, et n'ai pu en retrouver la source, — par un fatal hasard, dis-je, une mouche, friande des résidus de la transpiration cutanée, — on était en plein été, — vint se reposer sur le pauvre curé qui était nu, et y laissa des marques de son court séjour. La mouche fut le diable ; et sur ce fait, on cria à la condamnation. Abominable fanatisme !

(2) *Bibliogr. univ.* de Michaud, art. Surin.

(3) Aubin, *Hist. des Diables*, p. 214.

moucher, persuadé qu'il lui pendait un gigot de mouton au bout du nez.

1642. A Louviers, dix-huit religieuses sont prises de délire hystérique, et la cause en est rejetée sur le curé Picard, leur confesseur. Le R. P. Esprit de Bosroger, exorciste, parle, en ces termes (1), de ce prêtre : « Sa démarche grave et modérée, ses yeux baissés, sa barbe longue et négligée, la pâleur de son visage exterminé à dessein, la douceur de ses entretiens, sa condescendance envers ceux qui lui parlaient, l'ardeur de son zèle, l'attention de ses actions, la suspension de son esprit marqué sur son front, le débit sérieux de ses idées, sa retenue étudiée, quelques mots enflammés qui donnaient un sentiment exquis de Dieu et du Paradis, quelques fervents soupirs, sa mine réformée en contemplatif, ses longues messes pendant lesquelles il paraissait extatique, ses actions de grâce entrecoupées de sanglots, soudainement arrêtés par un silence paisible..., tout en lui promettait quelque chose de grand. »

Le curé Picard succomba aux progrès rapides d'une maladie de courte durée. Comme, malgré l'injuste condamnation dont fut victime une sœur, Madeleine Bavan, les convulsionnaires ne se guérissaient point, l'évêque d'Evreux, Péricard, — qui crut aux sortiléges et aux maléfices, et qui aurait pu se délivrer du fléau des possessions par deux ou trois maisons de correction, autant de santé, — Péricard ordonna l'exhumation du cadavre de Picard, enterré dans la chapelle du couvent. On le jeta après dans un cloaque qui recevait les immondices des rues, connu sous la désignation de Puits-Chronier.

La santé des religieuses n'éprouva encore aucun bénéfice de cette profanation. Ce cadavre ayant été aperçu dans le Puits-Chronier, un grand murmure éclata dans le public, et voilà l'origine d'un grand débat. L'archevêque de Toulouse vient à Louviers : Madeleine Bavan fait

---

(1) *La piété affligée ou discours hist. et théolog. de la possession des religieuses, dites de Sainte-Elisabeth, à Louviers.* Amsterd., 1700. — Demangeon, *loc. cit.*, p. 76, 77 ; c. II.

ses dépositions. On croit plus que jamais à la possession : on poursuit le cadavre de Picard, assisté d'un curateur, et le vicaire Th. Boullé, alors curé au Mesnil-Jourdain, que Madeleine Bavan a vu, avec Picard, assister à un festin de sabbat, le Jeudi-Saint, où l'on servit un enfant tout rôti sur la table. Le 21 août 1647, les cendres de Mathurin Picard étaient jetées au vent, en même temps que Thomas Boullé, sous le poids des accusations mensongères qui pesaient sur lui et qu'il repoussa avec indignation jusqu'au dernier moment, expirait dans d'affreuses tortures au même lieu où Jeanne d'Arc avait naguère était brûlée comme sorcière. Comme Grandier, pas plus aliéné que lui, Boullé périt accablé des charges iniques que fit peser sur lui une plèbe sans raison ni jugement, et avec cela d'horrible et d'affreux qu'il était accouplé à un cadavre.

Les religieuses du monastère furent transférées ailleurs. On eût pu leur infliger la punition dont parle Philippe Hecquet, d'Abbeville (1), qui vivait vers cette époque (1661-1737). Des jeunes filles dans un pensionnat religieux devinrent hystériques et se prirent à miauler (2) : on les guérit en promettant que l'on ferait fouetter nues par des soldats les premières qui miauleraient.

1662. L'évêque de Châlons, après un examen de quatorze jours, cinq docteurs en médecine (Annat, Cornet, Grandin, Leroy et Morel) firent un rapport sur une maladie nerveuse qui, depuis dix années, faisait le désespoir de femmes tant religieuses que séculières à Auxonne. C'étaient les mêmes symptômes que ceux observés à Loudun et à Louviers : délire irreligieux, transports de manie, exaltation cérébrale jusqu'à l'explosion de phénomènes convulsifs, poses et contrac-

---

(1) *Du natural. des convuls.*, p. 71. — On croit que c'est Hecquet qui, dans *Gil Blas*, est désigné sous le nom de d[r] Sangrado.

(2) Cela rappelle le mal de laïra (ou aboiements) qui atteignit 120 malades à Amou, près de Dax, en 1613.

tions musculaires étranges (1). Que dire du jugement unanime qui déclara que : les actions extraordinaires des filles d'Auxonne excédaient les forces de la nature humaine, et qu'elles ne pouvaient partir que de l'opération du démon possédant et obsédant le corps de ces infortunées? « Sans doute (2), sur les hystériques, la pénétration, la finesse des sens et de l'intelligence..., la suspension apparente de la plupart des facultés sensitives et intellectuelles nous inspire une confiance presque aveugle, rendent l'appréciation des résultats fournis par l'expérimentation très-délicate et l'erreur facile..., mais ne sait-on pas que le rappel subit de connaissances depuis longtemps ensevelies, si on peut le dire, dans les profondeurs du cerveau, que la pénétration d'un tact maladif, mais exquis, tel qu'on le note souvent sur les extatiques, ont cent fois mis en défaut la minerve des théologiens?... et cette sorte d'illumination subite de l'encéphale et de l'intellect qui fait que les démoniaques, et beaucoup de somnambules, ont si souvent paru doués d'une véritable science divinatoire, expose les observateurs à de continuelles erreurs. »

1669. Crédule encore comme dans l'affaire de Louviers, le Parlement de Normandie continua ses errements iniques dans l'affaire de La Haye-du-Puits, à huit lieues de Coutances. Le procès des sorciers commença le 25 février 1669 par les nommés Jacques Noël et Charles Basneville, « tous deux gens timides et de peu d'esprit (3), » sur la plainte du jeune Ernouf d'être tourmenté et harcelé par les sorciers dont il avait grand'peur. Malgré les dépositions de la mère d'Ernouf, malgré les affirmations de son oncle Noël, professeur de philosophie au collége d'Harcourt, qui avançaient que la maladie qui affligeait leur famille ne dépendait pas d'une cause surnaturelle, mais d'une affection cérébrale reconnue être l'épilepsie, avec les illusions

---

(1) *Le pour et le contre*, p. 56.

(2) Calmeil, t. II, p. 138.

(3) De Saint-André, *Lettres à quelques-uns de ses amis au sujet de la magie, des maléfices et des sorciers*, 1725, p. 387.

de l'hypochondrie, par de doctes médecins de la capitale, le procès n'en dura pas moins six mois. Un arrêt de la Tournelle vint bientôt ordonner l'exécution des principaux accusés. Mais le roi ordonna la commutation de la peine en celle du bannissement à vie : aussi dut-il supporter de la part du Parlement de Normandie de chaleureuses observations qu'on peut lire en entier dans l'ouvrage de Boissier (1). Louis XIV, en tenant bon, a bien mérité de l'humanité, car, depuis lors, le sang des sorciers a été épargné ; et, en 1682, je crois, la législation fut modifiée sur leur compte.

1680-1695. En Allemagne et dans la Pouille éclate une bizarre monomanie, contagieuse, où les troubles de l'intellect et le fanatisme religieux se traduisent par une aptitude, un désir immodéré de danser. Une épidémie à peu près analogue se manifesta dans un cimetière au XIIIe siècle, ainsi que le rapporte Vincent de Beauvais (1200-1264), dont le curieux ouvrage (2) est l'encyclopédie de cette époque. Ce savant cite (3) l'anecdote suivante : Deux femmes, aubergistes, dans un village voisin de Rome, changeaient ceux qui s'arrêtaient chez elles en poulets, moutons, cochons de lait qu'elles allaient ensuite vendre au marché. C'est ainsi qu'un jour, un comédien fut transformé en âne par l'une d'elles qui le conduisait ensuite aux foires. Le comédien dansait, faisait des tours amusants, avait conservé tous ses talents sous sa nouvelle figure, amusait le public : la vieille en tira beaucoup d'argent.

C'est à trois cents ans de date que la choréomanie sévissait en Hollande et en Allemagne. On regardait les danseurs comme possédés : on les traitait à force d'exorcismes et de conjurations. Ils dansaient partout, sur les places publiques, dans les rues, au milieu des églises jusqu'à ce que leurs forces physiques épuisées les

---

(1) *Recueil de lettres au sujet des maléfices et du sortilège*, Paris, 1731, p. 370.

(2) *Speculum majus*, div. en 4 p. : naturel, moral, scientifique, historique. Strasbourg, 1473; 10 vol. in-f°. — (*Spec. hist.* c. x, l. 26.)

(3) *Sp. natur.* l. III, c. 109.

faisaient tomber à terre, haletants et suffoqués. Il survenait chez quelques uns une tympanite dont ils mouraient. Cet état maladif, nommé mal de St-Jean, fut considéré par Sauvages (1) comme identique à l'épidémie qui sévit sur les Abdéritains, après la représentation de l'*Andromède* d'Euripide.

On lit dans Matthiole, dont le texte a été reproduit par Amb. Paré, que, dès le XVe siècle, cette maladie indiquée aussi sous le nom de *tarentisme*, sévissait dans la Pouille (2).

La choréomanie a été observée plusieurs fois à des époques différentes. Chez les Cicètes, au VIIe siècle, secte qui priait Dieu en chantant et en dansant : chez les Derviches, dans l'islamisme, qui ont encore cette manie, (D. Tourneurs) : chez les Jumpers ou Sauteurs, — prosélytes de H. Rowland et de W. Williams, surnommé le Prêtre-Gallois, — secte qui s'est élevée sur les bases du méthodisme, fondé par Wesley et Whitefield, à Oxford, et dont les adeptes, dans le but d'observer ponctuellement tous les préceptes de l'Évangile, se livraient aux cérémonies les plus folles qu'ils prenaient pour de l'inspiration (3).

1681. Marie Clusette, Jeanne Ponchique, et plusieurs autres villageoises des environs de Toulouse, sont atteintes d'hystérie convulsive. Elles traversent les rues en dansant, sautant, vociférant, faisant mille extravagances, mille grimaces, jetant l'alarme dans leur village. Heureusement que l'habileté, dont firent preuve en cette occasion les commissaires envoyés par les juges de Toulouse, étouffa dans son principe ce germe qui tendait à contagionner tout le Languedoc. Au bout de peu de temps, on n'entendit plus parler d'ensorcelés ni de convulsionnaires (4).

---

(1) *Nosologie*, t. II, p. 735.

(2) P. A. Matthiole, *comm. en* VI *lib. P. Dioscoridis*, in-fol., p. 223.

(3) Lisez Grégoire, *Histoire des sectes religieuses*, 1814, t. I, p. 82-86.

(4) J. Bayle et H. Grangeron, *Relation de plusieurs personnes prétendues possédées*, etc. 1682, in-12, p. 24. —*Le pour et le contre*, p. 204.

1687. A Paçy, près de Brie-Comte-Robert et du village de Cossigny, un fermier prit querelle avec son berger, Pierre Hocque et le chassa. Ce berger était passionné pour la botanique : les vertus de presque toutes les plantes de la Brie lui étaient connues. Sa bibliothèque se composait des *Contes Bleus*, de l'*Enchiridion de Salomon*, du *grand* et du *petit Albert*, et quatre ou cinq autres livres de la même espèce, les seuls que les colporteurs répandent dans les foires et marchés, et les seuls peut-être que le gouvernement ne devrait pas laisser vendre et circuler dans les villages. Peu de temps après le renvoi de Pierre Hocque, une épizootie se déclare chez les chevaux et les moutons du fermier de Pacy. Après avoir épuisé toutes les ressources de l'art, il accusa le berger d'avoir jeté un maléfice dans ses étables et ses écuries, et ce pauvre berger est condamné aux galères. Il était détenu dans les prisons de la Tournelle, lorsqu'un nommé Béatrix s'imagina de l'enivrer. Dans les fumées du vin, Hocque déclara qu'il avait fabriqué un sort qui devait causer la mort des bestiaux du fermier, que ce sort devait durer cinq ans, et qu'il ne pouvait être levé que par un nommé Bras-de-Fer, demeurant à Courtois, près Sens. Béatrix, dans l'espoir d'une récompense, raconta tout. Bras-de-Fer fut appelé ; il fit quelques extravagances et quelques grimaces dans l'écurie : puis, au moment de découvrir un vase qui contenait la *charge*, il fut saisi d'un tremblement nerveux et refusa d'obéir, en affirmant qu'au moment où le vase serait découvert, Hocque serait frappé de mort. Le juge insista néanmoins : ses menaces pressèrent l'opération ; et, par un fatal hasard, Hocque, bien qu'à six lieues de distance, Hocque qui, revenu de son ivresse, avait témoigné le plus violent désespoir de ses révélations et prédit à ses compagnons de prison qu'il périrait au moment même où Bras-de-Fer leverait l'enchantement, Hocque, enfin, fut saisi de convulsions violentes et expira à l'heure où son camarade délivrait l'écurie du fermier (1). Quelle analogie entre un

(1) Factum pour le sieur Eust. Visier, receveur de la terre et seigneurie de Pacy.—P. Calmet, *App.*, t. I, c. x, p. 74 sq.— Salgues, *Des erreurs et préjugés*, t. III, p. 195.—De Saint-André, lettre VIe, p. 285. On lit à la page 297 une his-

mélange de plantes vénéneuses, de sang de grenouilles, crapauds, etc., et la vie d'un homme? Pourtant, ce fait est consigné dans les registres de la Tournelle, vérifié par le commandant de la Tournelle, par les commissaires du Parlement, et fut livré à la discussion des médecins et des académies qui n'ont pu l'expliquer. Le médecin De Saint-André l'a discuté avec beaucoup d'étendue, s'en tient aux effets de la sympathie, à ceux des particules et des esprits qui s'échappent des corps. De même que, bien des fois, on a vu des gens terrifiés par l'idée d'une mort prochaine, être pris d'une fièvre ardente et mourir frappés de la crainte seule de la mort, il est assez naturel d'imaginer que Pierre Hocque mourut par l'effet seul d'une peur violente, après avoir « demeuré dans le désespoir pendant cinq à six jours, qui fut justement le temps que ledit Bras-de-Fer commença à lever ledit sort. »

On comprend que toutes ces absurdités ne guérirent point les bestiaux, dont la mortalité continua comme auparavant. Aussi le fanatisme gagna-t-il la tête des juges : l'imagination s'échauffa, et des malheureux, Jardin, Pierre Biaule, Médard, Petit-Pierre, Lavaux, furent condamnés à la potence et au feu, coupables seulement d'une grossière ignorance, d'une malice impuissante, de la superstition et de la haine qu'on leur portait.

1687. Une possédée du village de Milleri, près de Lyon, une autre démonomaniaque, appelée Marie Volet, que les exorcismes des prêtres n'avaient pu guérir, dûrent leur guérison au docteur de Rhodes (1). Ce médecin vit bientôt « que le démon était accusé à faux, qu'il était innocent, que le mal caduc était seul coupable » : et des soins habiles, bien dirigés, bien entendus délivrèrent Marie Volet de ses agitations terribles mieux que les secours religieux qui, du

toire analogue à celle de Pierre Hocque, arrivée dans le Bessin sur les bœufs et vaches du fermier de M. Pellot, premier président de la Cour du Parlement de cette province.

(1) De Rhodes, *lettre à M. Destaing, comte de Lyon*, in-12, 1670, broch. de 75 p.

reste, sont dangereux dans la démonopathie, témoin, entre mille, l'histoire des filles de Landes que j'exposerai bientôt. On vit rarement, avant le XVIIIe siècle, autant d'indépendance qu'en montra le Dr de Rhodes : quel bonheur auraient eu les religieuses de Louviers et de Loudun d'avoir affaire à un si habile médecin au lieu d'être confiées à des exorcistes tels qu'un Bosroger ou un P. Surin ! N'est-ce pas là le cas de dire avec le poète :

> ...... Hœ nugœ seria ducent
> In mala.
>
> Hor., Epist.

Signalons, avant de passer au XVIIIe siècle, deux exemples qui ont trait à notre étude et qui se rapportent au célèbre poète anglais Alex. Pope (1688-1744) et au fameux théosophe suédois Emm. Swedenborg (1688-1772.)

On raconte que Pope étant un jour malade, demanda à son médecin quel était le bras qui lui paraissait sortir de la muraille (1).

Swedenborg prétendait avoir eu des révélations d'en haut, et quitta ses fonctions d'assesseur des mines pour régénérer le christianisme et faire de nombreux partisans de la Jérusalem céleste : il prédit l'incendie des maisons qui, en 1759, furent détruites par les flammes à Stockolm. Un jour, il cita mot à mot ce que renfermait une lettre qu'écrivait son père à la reine douairière, sœur du roi de Prusse.

(1) B. de Boismont, p. 58.

VI.

§ I. THÉORIES PHILOSOPHIQUES ET MÉDICALES AU XVIIIe SIÈCLE.
§ II. FAITS.

Arrivées au XVIIIe siècle, les superstitions sont affaiblies par les progrès de la raison publique et les écrits des philosophes.

De nouvelles connaissances sont acquises par les beaux travaux de A. de Haller, Diderot, Ch. Bonnet de Genève, l'abbé Bonnot de Condillac, David Hume.

Après Montaigne, le libre penseur, la philosophie cartésienne avait placé l'étiologie des maladies mentales dans les altérations de la glande pinéale.

Un homme d'un génie supérieur, Georges-Ernest Stahl (1660-1734) paraît en Allemagne et fonde une doctrine où est établie l'aristocratie de l'âme en santé et en maladie. Les croyances de l'humorisme, déjà ébranlées par l'archée de Van Helmont, sont abattues tout-à-fait par le stahlianisme qui, après tout, changeant l'archée en âme, systématisa l'idée de la passivité de la matière, et de l'intervention exclusive de l'âme dans les opérations du corps. Le médecin d'Anspach voyait l'âme agir toujours pour un bien, lors même qu'impressionnant son corps elle le rendit mélancolique lui-même, après de trop fortes contentions d'esprit. Il expliquait l'aliénation par l'influence amoindrie de l'âme sur la circulation, et par l'embarras qui en résulte dans les vaisseaux (1). On connaît

(1) *Theoria medica vera, physiol. et pathol. sistens*, Halæ, 1737, in-4° avec la préf. de Juncker. — *Ars sanandi cum expectatione, etc.* Offenbaci, 1730, in-8°, où l'auteur soutient que c'est quelquefois un excellent remède que de n'en pratiquer aucun.

ses disputes littéraires avec son émule, Frédéric Hoffmann (1660-1742), qui soutenait hautement la doctrine du mécanisme, mais avec cette politesse toutefois que se doivent mutuellement les savants. Hoffmann admettait encore des maladies démoniaques (1).

Au commencement de ce siècle, la chémiatrie et l'humorisme avaient encore été soutenues passionnément par R. de Vieussens (1640-1720). Pour lui, ce sont les ferments dégénérés que contient l'estomac qui causent les flatulences, les éructations des hypocondriaques ; c'est la lymphe altérée qui vicie le sang et qui, épaissie par une lie impure, engorge les vaisseaux capillaires du cerveau et ne permet plus la circulation des esprits animaux. Aussi le cœur, privé de la quantité nécessaire de ces esprits, est dominé par les passions les plus sombres : aussi l'estomac, ne ressentant plus leurs picotements à son orifice, n'éprouve plus la sensation de la faim : aussi les muscles, n'ayant plus assez de leur excitation, perdent leur énergie et les malades deviennent languissants et exténués par la faiblesse. La thérapeutique de Vieussens est basée sur de telles données (2). L'agitation de ces esprits animaux cause la manie, dit-il : une vapeur des plus ténues, saline-âcre-sulfurée-volatile, s'alliant aux esprits animaux du cerveau, et y occasionnant des troubles profonds, produit la nymphomanie. En définitive, c'est toujours à l'encéphale que Vieussens reporte le dérangement, quel qu'il soit, qui survient dans les fonctions intellectuelles, mais ce grand médecin, qui a si ardemment poursuivi les études de l'anatomie pathologique, aurait dû rechercher les altérations dont dont il parle dans les autopsies, au lieu de se borner aux hypothèses frivoles des ferments et des esprits animaux, avec lesquelles on peut tout expliquer.

Le médecin italien George Baglivi (1668-1706) rappelle le procédé de la submersion sous l'eau pour guérir les insensés. Van Helmont avait vanté ce moyen pour apaiser l'archée qui, étant en fureur, produisait la manie. L'expérience est loin d'avoir confirmé

(1) *Medicina rationalis systematica*, éd. franç. de Bruhier. Paris, 1739-42, 9 vol. in-12.

(2) Raym. de Vieussens, *Œuv. compl.*, t. III, p. 65 sq.

les bons effets qu'on pourrait attendre de cette pratique, dont Robertson, si l'on en croit Baglivi, avait eu tant à se louer en Angleterre (1).

Toutes les théories humorales, qui ont tant été du goût de Sennert, furent plus tard exposées, mais mieux comprises par H. Boerhaave (1668-1738), un des plus illustres savants du dix huitième siècle. Malgré ces théories sans valeur, celle des fonctions encéphaliques est nettement exposée. Les idées, les sensations, l'incitation, l'impulsion ont, pour Boerhaave, un siège limité dans l'économie de l'homme : vient-il à être lésé, il s'en suit ou une absence ou une modification des mouvements ou de la douleur. Ces modifications entraînent un changement subit dans la nature de nos idées, bien qu'on les rapporte souvent à une partie du corps qui est située loin de la tête, de l'encéphale, siége de leur conception. Quand, dans le cerveau, on s'efforce d'indiquer le point de départ de l'incitation et le siége de la sensation, on accorde, par le raisonnement, qu'il doit être à la réunion des extrémités cérébrales de tous les cordons nerveux sensoriels et moteurs, c'est-à-dire au point d'union des substances grise et blanche, point où Wepfer détermina de violentes convulsions sur des animaux alors qu'étant parvenu à détruire, sans aucun phénomène appréciable, la substance grise encéphalique, il atteignit l'origine de la moëlle. Avec de telles données, on peut étudier maintenant avec fruit les phénomènes de la folie, qui s'explique par des perturbations dans les filets nerveux, dans leur croisement, dans leur enchaînement. Mais Boerhaave, encore imbu des théories humorales, trouve encore que la mélancolie est due à l'union étroite de la terre et de l'huile épaisse du sang : cette matière monte-t-elle au cerveau, elle cause la manie (2).

La science doit une partie de la précision qu'elle gagne de jour

---

(1) *Opera omnia medico-practica et anatomica.* Parisiis, 1711 ; et Lugduni, 1765, in-4°.

(2) *De morbis ipsius sensorii communis, de morbis ex imaginatione, de animi affectibus et morbis ex iis natis, de sensorio communi affecto per venena, etc.*, t. II. — Calmeil, t. II, p. 195-207. — U. Trélat, *Rech. sur la folie.*

en jour à l'anatomie pathologique fécondée par le génie de Morgagni (1682-1771), élève de Valsalva (1666-1725) qui (1) conseillait de traiter avec plus de douceur les aliénés, précepte adopté par Morgagni, qui s'éleva contre les mauvais traitements au moyen desquels on voulait intimider les furieux. L'illustre professeur de Padoue n'a étudié que très-accessoirement la pathologie mentale : il parle à peine des causes de la folie. Apprenant à rechercher toujours à chaque cause son effet, il rattache le délire à l'inflammation cérébrale, à la congestion sanguine qui s'opérait vers la tête. Il note l'épaississement des méninges, la consistance moindre des substances grises cérébrale et cérébelleuse, la dégénérescence cancéreuse ou l'induration de la glande pinéale, l'infiltration séreuse de la pie-mère, l'injection sanguine des plexus choroïdes (2). On a maintenant un ouvrage où la folie est placée sur la ligne des simples dérangements fonctionnels de l'économie animale.

Boissier de Sauvages (1706-1767), manigraphe d'une pénétration d'esprit admirable, a classé et divisé les formes de la folie. Il y a pour lui quatre groupes : hallucinations, quand l'âme est lésée dans ses sensations ; morosités, dans ses inclinations ; délires, dans son entendement. Un quatrième groupe traite des folies irrégulières (3). Il range dans le premier ordre : l'hypochondrie, la berlue, la diplopie, le somnambulisme, le tintoin, le vertige ; dans le deuxième, la choréomanie, la boulimie, le pica, la polydypsie, l'hydrophobie, la panophobie, la nymphomanie, la nostalgie, le satyriasis ; dans le troisième, la démonomanie, la démence, la paraphrosynie, la mélancolie, la manie. Le professeur de Montpellier s'est élevé contre les croyances d'Hoffmann aux possédés, aux sorciers, aux magiciens, et a écrit de belles pages pour louer les Parlements qui ont cru à

---

(1) *Opera, hoc est, de aure humanâ; et dissert. anat.* cum add.: J.-B. Morgagni. Venise, 2 vol. in-4°, 1740, 4e édit.

(2) *De sedibus et causis morborum per anatomen indagatis*, lib. V. Lovanii, 1766-67, 2 vol. in-4° en 4 tomes. Lettr. VIII, XLV, LIX.

(3) *Nosol. méthodiq.* t. II. Paris, 1771.

l'aliénation de ces pauvres êtres et réclamé en leur faveur un traitement dans des maisons spéciales.

Toutes les recherches, tous les efforts qu'a faits le médecin écossais G. Cullen (1712-1790), ont eu pour mobile, dans l'étude de l'aliénation mentale, la découverte de la cause prochaine de cette maladie : aussi s'empresse-t-il d'établir les avantages des recherches anatomiques. Il est le premier médecin moderne qui ait avancé d'une manière nette et précise qu'il fallait laisser aux aliénés la plus grande liberté possible (1). On ne peut douter que les judicieuses et sages réflexions du médecin écossais, médité et traduit par Pinel (1755-1826), n'aient eu une influence sur les généreux efforts du médecin français, dont les deux titres immortels à la reconnaissence de l'Humanité sont : l'importance qu'il accorda au traitement moral des aliénés toujours soumis aux violences barbares contre lesquelles s'était élevé, quinze cents ans avant, Cæl. Aurelianus ; et, au lieu de cette pratique inhumaine, l'usage de la bonté, de la douceur, de la justice et de la fermeté, tempérées par la patience. Pénétré « d'une philanthropie franche et pure, ou plutôt du désir sincère de concourir à l'utilité publique » (2), il fut, comme a dit M. Trélat, l'un des ressorts du mouvement social qui travaillait la société toute entière, et, secondé de M. Pussin, directeur de Bicêtre, il sut conseiller le bien pour le faire exécuter par d'autres, et l'exécuter à son tour dès qu'on le lui faisait apercevoir.

FAITS. Dans les faits qui s'offrent à notre observation, pendant le cours du XVIIIe siècle, un des caractères les plus saillants fut la manie qu'eurent les aliénés de se croire inspirés, et de se faire passer pour prophètes.

---

(1) *Inst. de méd. prat.*, Paris, 1785, 2 vol. in-8°.

(2) *Traité méd. phil. sur l'alién. ment*, ou *la Manie*. Paris, 1809, 2e édit. in-8°, fig.

Dans toutes les religions, cent exemples se sont offerts de ce genre de fanatisme.

C'est ainsi qu'en 1535, à Amsterdam, périrent dans les flammes Théodore Sartor et six autres, qui faisaient trembler le peuple de leurs sinistres présages : Malheur, malheur, le jour de la vengeance divine a sonné (1) !

Nicolas Stork, précepteur de Muntzer; Thomas Muntzer lui-même, chef des Anabaptistes; les Anabaptistes Hutter, David George fixaient, nouveaux Jonas, à quarante jours, la destruction d'une nouvelle Ninive. Nous voyons d'autres exemples dans Elisabeth Barthon (2), Kotterus, Christine Poniatowa, Kulmann, malheureux insensés qui fanatisaient, comme l'on disait, exprimant ainsi qu'ils connaissaient les volontés d'en haut (3).

C'était encore un visionnaire, qui avait le cerveau lésé par la dévotion, ce Simon Morin, dont Voltaire raconte l'histoire, et qui dédia au roi un livre rempli de folles conceptions (4).

Cette théomanie régna épidémiquement dans le Vivarais et le Dauphiné, au commencement du XVIIIe siècle : le fanatisme religieux attaquait les enfants eux-mêmes aussi bien que les adultes (5). On comptait les prophètes par centaines : en une seule nuit, quarante, cinquante montagnards devenaient inspirés. Pour un fanatique arrêté, dit Jurieu, il en naissait vingt (6).

Des scrupules de conscience, l'obsession de maîtresses pleines d'hypocrisie, et de confesseurs bouffis d'orgueil, les importunités

---

(1) Bayle, *Dict. hist. et critiq.*, t. XII, p. 46.

(2) Dans *le Pour et le Contre*, p. 89.

(3) P. Catrou, *Hist. des anc. sectes luthér.*, p. 149, 158.

(4) Voltaire, éd. de Baudouin, t. XXXIX, p. 52.

(5) Un historien de nos jours, Alex. Erdan, auteur de la *France mistique* (SIC ; — RÉFORM. NÉOGRAFIQ.; éd. Coulon-Pineau, 1854, 2 vol. in-8°), a exposé les dernières excentricités religieuses écloses des cerveaux contemporains. On y remarque les théories de Fourier, Saint-Simon, Aug. Comte, l'abbé Châtel, Fauvety, Renouvier, des Quakers, des frères Moraves, Lamennais, l'abbé Constant, Madrolles, Vintras, etc., etc.

(6) Jurieu, *Lettres prophétiques*.

d'un Louvois et d'un Mich. Letellier firent révoquer à Louis XIV, vers la fin de son règne, l'édit de Nantes. Déjà avant que cette souillure sanglante ne fût imprimée sur le nom du monarque pour ne jamais s'effacer, mille persécutions avaient été tolérées contre les calvinistes français. L'effroi, les tourments, les sévices, l'excès du malheur, l'alternative des souffrances ou de l'abnégation de la foi paternelle, furent autant de causes qui exaltèrent le cerveau de nos compatriotes huguenots et malheureux : l'état n'en avait prévu ni la possibilité, ni la gravité. Une guerre d'extermination fut organisée par les protestants du Vivarais, du Dauphiné, des Cévennes ensuite (Camisards), contre un roi qui les sacrifiait si impitoyablement et si inhumainement à sa politique et à ses flatteurs. Brueys (1) et Fléchier (2) racontent la fermeté de ces théomanes que ne démentaient ni les plus affreuses douleurs, ni le plus poignant martyr, et qui présentaient un mépris stoïque pour les tortures. Ils n'en continuaient pas moins leurs prophéties. Des milliers de femmes, dit Guiscard, s'obstinaient à fanatiser et à chanter des psaumes, quoiqu'on les pendît par centaines.

C'est au type hystérique, de préférence, qu'on doit lier les phénomènes morbides observés sur ces théomanes. Plusieurs Camisards semblaient plongés dans un sommeil léthargique, dans un assoupissement asphyxique, témoin Isabeau Vincent, dite la bergère du Cret, dont les crises peuvent se comparer à celle du somnambulisme provoqué artificiel.

Les Camisards des Cévennes ne purent être soumis que par le maréchal de Villards, qui les réduisit en détachant de leur parti un de leurs principaux chefs, Jean Cavalier (3).

Benjamin Francklin (1706-1790), au rapport de Cabanis (4), était

(1) *Hist. du fanatisme de notre temps*, 3 vol. in-8°, t. I.
(2) *Lettres choisies*, t. I.
(3) Court de Gébelin, *Hist. des troubl. des Cévennes*, t. I.
(4) *Rapp. du physique et du moral de l'homme*, t. II, p. 479.

fermement convaincu que, bien des fois, le ciel l'avait instruit en dormant de l'issue des affaires dont il était préoccupé. Les combinaisons politiques, dont la solution l'avait tourmenté pendant le jour, se résolvaient fréquemment durant son sommeil (1).

En **1710**, à Lyon (2), une jeune fille devint extatique : elle voyait le ciel ouvert, la Sainte-Vierge, Jésus-Christ, les Anges. Elle écrivait pendant son sommeil ; elle composait, durant ses rêves, des sermons ascétiques qu'aurait enviés un missionnaire. Elle ne ressentait aucune douleur, ni ne trahissait aucune sensation des aiguilles dont on lardait ses cuisses et ses bras : elle voyait à travers les murailles ; elle devinait les pensées, prophétisait, etc. Il était clair qu'un ange ou un malin esprit était cause de tout cela. Mais l'officier de police d'Argençon, qui était incrédule à cet endroit, fait enlever la demoiselle qui est conduite et séquestrée dans un couvent. Bientôt elle convient qu'elle n'a eu d'autre mobile que de gagner quelque argent et de se faire un nom, en inventant les mensonges et les tours qui trompaient le public (3).

1713. Marie Bucaille était une Normande qui vivait familièrement avec un moine, son amant. Pour masquer sa conduite, elle se cacha sous le manteau de la dévotion. Elle avait des visions, des extases : les anges la venaient visiter, et quelquefois aussi la place était ravie par le diable et ses suppôts. La sainteté de Marie Bucaille retentissait dans tous les coins de Valognes : tous les villages voisins ne s'occupaient que d'elle. Mais voilà le curé, homme intelligent et judicieux, qui s'avise de vouloir constater la sincérité du fait. On

---

(1) B. de Boismont, p. 226.

(2) Salgues, *des erreurs et préjugés.*

(3) J'ai lu, dans la *Gazette de santé* du Dr Marie-Saint-Ursin, une semblable jonglerie jouée dans la même ville, il n'y a que peu d'années.

fait subir un examen à Marie Bucaille; on l'observe, on la met au secret : on voit bientôt que ses visions et ses actes ne sont qu'un tissu de fourberies. La justice intervient : l'inspirée est condamnée à mort ; on commue sa peine en celle du fouet et du bannissement, et on lui perce la langue, après l'avoir marquée du sceau de l'infamie. Ni anges, ni diables ne vinrent la secourir (1).

Autant Marie Bucaille se rendit fameuse par sa dévotion et sa sainteté, autant le fut, par le sortilége et la magie, Charlotte Levavasseur, aussi de Valognes. Son procès fut instruit à Carentan, où elle fut longtemps emprisonnée. M. le maréchal de Bellefonds la fit conduire de là au château de l'Ile-Marie, où elle mourut « stupide et hébétée (2). »

Condillac, le chef de l'école sensualiste en France (1715-1780), composant son cours d'études, rédigé pour le prince de Parme, fut souvent contraint de laisser un travail tout prêt, mais incomplet, pour se livrer au sommeil. Plus d'une fois, dit Cabanis (3), il lui arriva de trouver dans sa tête, à son réveil, ce travail achevé.

Le médecin Augustin Roux (1726-1776) rapporte (4) qu'une servante de Constance, nommée Madeleine Roquet, s'étant laissé faire un enfant par un jeune diable, accoucha quelque temps après d'une prodigieuse quantité de morceaux de pots cassés, d'étoupes, de tessons de bouteilles et de paquets de cheveux.

---

(1) *Archiv. de médecine*, t. VI, p. 97. — De Saint-André, *Lettres sur la magie*, p. 188 ; procès, p. 431. Cette histoire est à la date de 1680 pr de Saint-André.

(2) De Saint-André, *ibid.*

(3) *Rapp. du phys. et du mor. de l'homme*, t. II.

(4) *Recueil de mém. de chimie et d'hist. natur.*, publ. en collabor. de d'Holbach, 1764.

Le médecin suisse, G. Zimmermann (1728-1795), qui, par ses écrits véhéments contre les illuminés et les révolutionnaires, s'attira de fâcheuses affaires, tomba sur la fin de sa vie dans une hypochondrie qui empoisonna ses dernières années. Son ouvrage sur la solitude, dit M. Brierre de Boismont (1), le ramenait toujours à de sombres pensées, qu'augmentait encore la révolution française. Il était obsédé par de fréquentes insomnies, des apparitions de fantômes, des hallucinations de la vue, de chimériques et vaines terreurs.

1730-1740. Les austérités excessives d'une pénitence criminelle, — puisqu'elle avait amené le plus affreux de tous les suicides, le suicide religieux, — venaient de tuer le diacre François de Pâris (2), fils d'un conseiller du Parlement, qui, après avoir embrassé le jansénisme avec ardeur, refusa une cure pour avoir la liberté de protester contre la bulle *Unigenitus*, rendue en 1713 par Clément XI, pour condamner 101 propositions du janséniste Quesnel. Le célèbre diacre, qui s'était ruiné en œuvres de charité et avait été contraint de fabriquer des bas pour vivre, était mort en odeur de sainteté; et son corps avait été déposé le 2 mai 1727 dans le modeste charnier de St-Médard, à Paris. Quatre ans plus tard, son parti, celui des *Appelants*, prétendit qu'il s'opéra des miracles sur sa tombe. L'enthousiasme, l'imagination s'en mêlèrent et donnèrent naissance à des cures merveilleuses, ainsi qu'aux scènes scandaleuses et extravagantes des *Convulsionnaires*, dont la théomanie extato-convulsive ne se limita pas aux fidèles croyants, mais gagna ceux même qui étaient opposés d'idées et de convictions religieuses. En 1731, un infirme, étendu sur la pierre de Pâris, fut pris soudain de convulsions : depuis lors, la capitale fut en proie à l'épidémie qui gagna tous ceux qui venaient visiter le marbre du vénéré diacre. Le cou,

(1) *Hall*, P. 199.

(2) *Vie de M. de Pâris*, diacre au diocèse de Paris, in-12, 1731.—Demangeon, c. II, p. 74, 75. — V. aussi Henri Martin, *Hist. de France*, 4e éd. t. XV, p. 168 et sq.; éd. Furne. 1859.

les épaules, les muscles de la vie de relation devenaient le siége de violentes contractions presqu'en même temps. Véritables illuminés, des malheureux, des infirmes se torturaient volontairement et prétendaient trouver au milieu des souffrances les plus atroces de délicieuses extases. L'on voyait des convulsionnaires, non-seulement sur le sol du cimetière qu'ils se disputaient, mais encore dans les chemins du voisinage, dans les cabarets où ils allaient quérir des rafraîchissements. On connaissait plus de huit cents convulsionnaires, au bout de quelques mois.

Carré de Montgeron (1) rapporte les faits dont il a été témoin et qui le convertirent au jansénisme, et accompagne ces faits des plus respectables témoignages (2). Nous croyons bien faire d'en citer quelques-uns :

Jeanne Ténard, âgée de 25 ans, fut guérie, le 3 novembre 1731, d'une paralysie hystérique avec atrophie du membre thoracique droit. Carré de Montgeron transcrit les certificats de divers chirurgiens-majors des hôpitaux des armées.

Catherine Bigot de Versailles, âgée de 26 ans, sourde-muette, fut prise, le 31 août 1731, des plus violentes convulsions étant sur la tombe de Pâris. En peu de temps, l'organe de l'ouïe redevint d'une exquise délicatesse : elle répétait et entendait tout ce qu'on lui disait.

Mme Stapart fut guérie, le 16 mai 1728, d'une hémiplégie, d'une céphalalgie tenace depuis dix ans, de la perte d'un œil « qui avait perdu la vue, la sensibilité et le mouvement. »

Jeanne Fourcroy fut guérie, par l'intercession du B. Pâris, le 14 avril 1732, d'une ankylose du pied gauche. Tout à coup, dans une

---

(1) *La vérité des miracles de Pâris*, in-4°, 3 vol. (1737-48). — Requêtes présentées au Parlement pour diff. convulsionn. (Marguerite Turpin, 1735; Charlotte de La Forte, 1735 ; Denise Régné, 1735), etc. — *Continuat. des démonstrat. de miracles opérés à l'intercession de M. de Pâris et autres appelants.* — *Observat. sur l'œuvre des convuls. et sur l'état des convulsionn.*

(2) Il alla jusqu'à présenter au roi son livre ; cette publication le fit enfermer à la Bastille, puis exiler, et il mourut à Valence en 1754. Son parti le regarda comme un héros ; ses adversaires, comme un fou.

convulsion, le pied reprit sa première forme, en même temps que sa force, son agilité et sa souplesse.

Anne Augier, âgée de 47 ans, fut guérie le 8 juillet 1827 d'une paralysie occupant les deux jambes, (certificat du chirurgien Robert, de Mareuil), d'un cancer au sein ulcéré depuis trois ans, et d'une fistule à l'aisselle.

Madeleine Durand, 17 ans, souffrait d'un encéphaloïde implanté sur le maxillaire supérieur droit : elle était réduite à un état d'hectisie profonde. Le 6 mai 1733, après une neuvaine, des extases, des convulsions, elle hache son cancer avec des ciseaux et les artères lancent le sang avec impétuosité. Elle verse quelques gouttes d'eau sur la plaie qui, soudain, se guérit, et devient aussi sèche que si elle était couverte d'une peau nouvelle.

Les phénomènes musculaires qui furent observés sur les convulsionnaires présentent, en thèse générale, une analogie frappante avec ceux de l'hystérie : beaucoup d'entre eux offraient un état voisin de l'extase et du somnambulisme. C'est bien de la catalepsie, cet état qu'ils désignaient dans leur langage sous le nom d'*état de mort* quand, dans le ravissement, les malades se trouvaient dans une profonde concentration du travail intellectuel, dans une occlusion des sens presque complète. Quelques-uns de ces théomanes suçaient avec la bouche les plaies les plus repoussantes et les plus infectes, et généralement pendant leurs extases. Ils pansent, dit Poncet (1), des écrouelles ouvertes pleines de pus et horribles à voir; ils les lèchent, ils en attirent le pus avec la langue, ils les sucent jusqu'à ce qu'ils les aient parfaitement nettoyées ; ils avalent le pus sans en recevoir aucune incommodité ; ils lavent les linges qui ont servi de compresses dans de l'eau qu'ils boivent ensuite. Avant ces opérations horribles, quelques-uns ressentent le dégoût que nous éprouverions nous mêmes : il cesse, dès qu'ils ont la ferme détermination d'obéir. On observa aussi chez les convulsionnaires la prétention de faire des miracles et de parler un langage inconnu, les prédictions et les improvisations, un besoin im-

(1) Poncet-des-Essarts, *Lett. théolog.*, lettre VIIe.

périeux d'imiter le Christ mourant, en se pendant les pieds en l'air, s'attachant le cou à des pitons, se crucifiant, etc.

On fut obligé de défendre l'entrée du cimetière pour mettre fin à cette épidémie. Un plaisant écrivit sur la porte à cette occasion ce spirituel distique :

De par le roi, défense à Dieu
De faire miracle en ce lieu.

Quand des hommes et des femmes infatués ainsi de leurs perfections et de leur sainteté, dit M. Calmeil (1), pullulent par milliers dans une cité, il faut se hâter de multiplier le nombre des asiles que l'on réserve aux maladies de l'esprit.

1732. A l'époque des convulsionnaires de St Médard, la démonopathie, celle dont nous avons vu les symptômes chez les filles des couvents, reparaissait dans une petite paroisse de Normandie, à Landes (2). Après la mort de Robert Le Guai, curé de Landes, le sieur Jean Heurtin fut désigné pour être son successeur, et aussi comme directeur de conscience de la famille de Laupartie, les seigneurs de l'endroit. Ce prêtre était obitier d'Evrecy et venait d'être interdit au sujet de Marie Letoc, dite la sainte d'Evrecy. C'était un affront, disait-on, qu'on faisait à ce digne prêtre, et une criante injustice de priver tant d'âmes dévotes des conseils d'un homme si instruit et si spirituel. Il fallait lui rendre un emploi, et lui offrir l'occasion et remettre son zèle en pratique : il n'y avait qu'à le nommer curé, et c'est ce que l'on fit. Deux ans après cette nomination, la fille aînée de M. de Laupartie tombe malade. Les médecins sont consultés. Heurtin voit, lui, une maladie surnaturelle, et persuade à Madame de Laupartie que le seul remède qui guérira son enfant seront les exorcismes de l'église, qu'on ne pouvait pratiquer sans en demander la permission à Bayeux. Heurtin n'y fut pas cru,

(1) T. II, p. 400.

(2) L'abbé Porée et Dudouet, méd., *Le pour et le contre de la possession des filles de la paroisse de Landes*, 1738, pag. 122 sq.

après le témoignage du chanoine Levaillant, proche parent de la famille de Laupartie. La demoiselle fut envoyée chez les Eudistes de Coutances, d'où elle revint guérie. De retour au village, le curé mit toute son application à cultiver cette jeune plante : avec trois méditations, que l'on faisait régulièrement chaque jour, deux ou trois absolutions ou communions que l'on recevait chaque semaine, des histoires et des réflexions de piété en commun dans l'église, le grand et le petit rosaire récité fréquemment, avec plusieurs autres pratiques encore, le curé les conduisait à grands pas dans les voies de la plus éminente perfection, du plus parfait rigorisme religieux. C'était avec édification que la paroisse toute entière admirait des filles bien nées priant et méditant jusqu'à huit ou neuf heures du soir dans l'église, en compagnie de leur curé, quand, au mois de mai 1732, la plus jeune des quatre filles, âgée de neuf ans, devint malade. A Heurtin de crier encore au surnaturel, avec d'autant plus de raison que l'enfant confessait avoir vu uu jeune homme vêtu de blanc qui lui avait dit qu'elle aurait beaucoup à souffrir, mais qu'elle serait guérie après force prières et exorcismes de l'église. Cette jeune fille jurait, blasphémait, proférait d'exécrables serments, manquait de respect à ses père et mère, et surtout aux prêtres, se jetait dans l'eau, faisait mille contorsions et extravagances. Une de ses sœurs devient aussi convulsionnaire et démoniaque, puis une troisième sœur, une domestique, trois religieuses, la servante du curé, une jeune veuve. Les principaux tourments qui caractérisaient ces malades étaient : des agitations extrêmes et des hurlements dans le confessionnal, une horreur pour la communion, une haine inconcevable contre Dieu : elles blasphémaient contre le Saint-Sacrement ; crachaient sur le tabernacle ; frappaient, mordaient, cherchaient à exciter leurs pères et mères dont elles ne pouvaient entendre la voix ni souffrir la présence : en définitive, elles offraient à l'observation un penchant au suicide, une aversion pour le bien, une tendance au mal, à la perversion des idées affectives et religieuses, mal dirigées et exagérées. On n'a pas noté de véritables convulsions hystériques, mais les phénomènes qu'elles présentaient ne se rattachent qu'à l'hystérie.

M. de Laupartie vint consulter à Caen le chirurgien Desfontaines-Boulard, avec plusieurs autres médecins. L'effet du sel ammoniac, introduit d'abord dans le nez d'une servante, était inattendu sur la malade qui revint d'une syncope simulée pour y retomber bientôt. Et comme le chirurgien se disposait à user encore du même procédé, la servante sortit de cet état feint pour s'écrier qu'elle ne voulait pas être réveillée si douloureusement, et s'en retourna à Landes, parti que prirent M. de Laupartie et ses filles. Sans perdre courage, le seigneur manda à Paris Charpentier qui, trop occupé, envoya un de ses élèves, d'Herbinière. Ce dernier, trouvant à Landes le confortable de son goût, y resta trois mois, indigne de l'hospitalité qu'il recevait, car il ne fit que laisser Heurtin dans la persévérance de ses convictions, C'est alors que vint Charpentier lui même ; mais on vit bientôt que ce n'était qu'un tartuffe, un marchand d'orviétan. Les théologiens, qui avaient classé d'abord les filles de Landes au nombre des énergumènes se rétractèrent, malgré les certificats de N. Andry, des deux Chomel, de Winslow (4 mars 1734) qui, au lieu de déterminer et de caractériser les phénomènes soumis à leur analyse, attestèrent que les forces de la nature étaient surpassées et qu'on n'y devait voir aucune lésion physique.

L'évêque de Bayeux, A. de Luynes, après avoir ordonné à Charpentier de sortir de son diocèse, chassa Heurtin à l'abbaye de Belle-Etoile ; et, comme dernier coup de sagesse, de savoir, d'indépendance et de fermeté, sans lesquelles aurait été victorieuse l'erreur aux prises avec la raison, le digne prélat, peu soucieux d'être déconsidéré par les partisans exclusifs des armes spirituelles, répartit les filles de Landes dans différentes communautés. La prudence des religieuses leur rendit là une tranquillité que n'avaient pu leur donner les exorcismes.

1733. Le prêtre Delacour, qui avait traversé les mers pour aller dans de lointaines régions répandre les lumières de la religion apostolique, écrit à Winslow une lettre, en date du 25 novembre 1738, dans laquelle il raconte un prétendu cas de possession, décrivant sans s'en douter tous les signes de la démonopathie chez un Cochinchinois qu'il exorcisa. C'est une leçon pour les missionnaires qui doivent être persuadés que la crainte de la possession répandue chez des peuplades pusillanimes et ignorantes doit presqu'infailliblement inoculer les fureurs démonomaniaques aux nouveaux chrétiens.

Au mois de mai ou juin, un jeune homme de 18 à 19 ans, du village de Dodo, fut amené au missionnaire qui se trouvait dans l'église de Cheta, province de Cham, royaume de Cochinchine. Il était accompagné de sa mère, du catéchiste du village, et de plusieurs autres chrétiens qui le déclarèrent possédé du démon. Ils racontaient, en outre, qu'ils avaient eu beaucoup de peine à l'amener; que, plus il approchait de l'église, son agitation augmentait, tellement qu'ils n'avaient pu le faire avancer au-delà d'un petit hôpital contigu à l'église, où ils l'avaient laissé. Depuis un mois, le Cochinchinois répétait toujours : Je suis Judas, j'ai vendu Jésus-Christ. Voyait-il une pierre, il la saisisssait pour casser la tête de Judas; un couteau tombait-il sous sa main, c'était pour éventrer Judas; rencontrait-il un bâton, il s'en emparait pour assommer Judas. Le catéchiste, ayant réuni ses ouailles, avait ordonné des prières : plus on priait, plus les convulsions redoublaient. C'est dans ces circonstances, et après trois jours de vaines prières, que le Cochinchinois était conduit à Cheta.

« Bien résolu de ne rien croire à moins que je ne visse des marques au-dessus des efforts de la nature, écrit le missionnaire (1), je l'interrogeai *en latin...* Etendu qu'il était à terre, bavant extraordinairement et s'agitant avec force, il se leva aussitôt sur son séant et me répondit très-distinctement : *Ego nescio loqui latinè.* Ma surprise fut si grande que, tout troublé, je me retirai épouvanté sans avoir le courage de l'interroger davantage, dans la crainte où j'étais que, n'étant point instruit sur ses sortes d'énergumènes, le démon ne m'embarrassât. Je recourus à mes livres, et n'y trouvant rien qui pût me donner aucune lumière pour la conduite que j'avais à tenir, je

(1) De la Ménarday, prêtre, *Ex. et Discuss. crit. de l'hist. des Diables de Loudun*, etc., in-12, 1749, p. 415, 425. — Calmeil, t. II, p. 419.

m'en tins à mon Rituel... Après les préparations indiquées par le Rituel, j'envoyai chercher le Cochinchinois... Inutilement s'efforça-t-on, on ne put le faire mouvoir de sa place ; il jetait des hurlements horribles. J'y fus donc avec mon surplis et mon étole, que je lui attachai au col ; et, au grand étonnement de tout le monde, il me suivit doux comme un agneau (1) ; mais à peine fut-il dans l'église, qu'il commença à s'agiter extraordinairement... Je commandai au démon de le jeter par terre, sur-le-champ ; je fus obéi dans le moment ; mais il le renversa avec une si grande violence, tous ses membres tendus et raides comme une barre, qu'on aurait cru, par le bruit, que c'était plutôt une poutre qu'un homme qui tombait. Lorsque je lui présentais le crucifix, c'étaient des grimaces et des cris terribles... Après huit ou dix jours d'exorcismes, lassé et confus, même devant les chrétiens, de ne rien avancer, je l'envoyai à deux autres missionnaires qui étaient dans la même province... Ils me le renvoyèrent, refusant constamment de s'en charger... Je recommençai les exorcismes expulsifs comme auparavant, et je les continuai pendant plus d'un mois sans avancer autre chose, sinon que les bons moments d'intervalle devenaient plus fréquents et étaient plus longs... Il resta l'espace environ de cinq mois dans mon église, et, au bout de ce temps, il se trouva enfin délivré ; et c'est aujourd'hui le meilleur chrétien peut-être qu'il y ait en Cochinchine. »

« On doit savoir gré, dit M. Calmeil (2), au frère Delacour, de n'avoir pas gardé le silence sur ce prétendu fait de possession, car il est clair aujourd'hui pour tout le monde qu'il n'a exorcisé qu'un homme atteint de délire. » Ne pouvons-nous pas dire à ce propos avec Bacon : *Non oportet igitur nos uti magicis illusionibus, cum potestas philosophiæ doceat operare quod sufficit?* (3).

(1) Horace a eu raison de dire qu'avec des mots on soulage la douleur :

Sunt verba et voces, quibus hunc lenire dolorem
Possis, et magnam morbi depellere partem.

(2) T. II, p. 424.

(3) Le R. P. Lacordaire a reconnu en chaire, dans ses conférences à Notre-Dame, que « plongé dans un sommeil factice, l'homme voit à travers les corps opaques à distance. » (Lisez *le Siècle*, n° 8738 : Feuilleton bibliogr. par M. Hipp. Lucas, 11 mars 1859.)

Dans la relation ds ce fait et dans celle de plusieurs autres, qu'on aille pas voir une attaque indirecte contre la religion. Je prie de considérer que longtemps avant moi ces matières ont été traitées, discutées par des savants d'une orthodoxie exemplaire (1). Il serait à souhaiter que les hommes religieux, ou ceux qui feignent de l'être, eussent un peu plus d'instruction ou de bonne foi : pour eux l'erreur ne serait pas une vérité, la superstition ne serait pas la religion.

1720-1740. Le vampirisme est une variété de la spectropathie. Il fut épidémique anciennement dans les contrées du Nord, et mille fois il a été cause de la profanation de la tombe des morts.

En 1726, au rapport de don Calmet (2), on ouvrit la fosse d'un vieux vampire, Arnold Paule, à Berwick, qui suçait le sang de tout le voisinage. Il était dans son cercueil l'œil éveillé, le teint vermeil et frais, l'air gaillard. Le bailli du hameau, expert en vampirisme, lui fit enfoncer un pieu dans le cœur qu'il fallait extraire auparavant : on lui coupa la tête, et son corps fut consumé par le bûcher, après quoi il ne reparut plus et ne suça plus personne. Ce fait à été reconnu et attesté par deux officiers du Tribunal de Belgrade qui furent témoins de l'exécution, et par un officier des troupes de l'Empereur, aussi témoin oculaire.

Les hallucinations de la vue et du toucher, avec une tendance à la contagion constituent le plus généralement la monomanie appelée vampirisme. Des femmes, des jeunes filles, des hommes vigoureux et forts s'écriaient pendant le sommeil, en plein jour quelquefois, qu'ils voyaient assis près d'eux, et leur indiquant qu'il fallait se préparer à mourir, un parent, un ami que l'on venait d'enterrer. Fréquemment même, ces hallucinés succombaient, terrifiés d'effroi, en éprouvant l'étreinte imaginaire du vampire qui, la bouche collée

(1) Le P. Lebrun, le savant curé J.-B. Thiers (1636-1703) (*Des superstitions*, 1679 ; *Des jeux et divertissements permis*, 1686), le philosophe Th. Brown (1778-1820) (*Essai sur la relation de cause à effet*), ont écrit des ouvrages complets, judicieux, et pleins d'érudition sur ces matières.

(2) T. II, p. 85.

sur la leur, opérait la succion de leur sang. D'autrefois, ils finissaient par mourir, en peu de semaines, toujours sous le poids d'affreux cauchemars, et en proie à un découragement et à un marasme redoublant graduellement. Le vampirisme s'éteignit dans les contrées du Nord à mesure que le flambeau de la civilisation vint éclairer les populations et y apporter ses bienfaits.

1727-1779. Les diableries de Gassner, en Allemagne, sont d'une date encore récente. Cicéron se moquait des augures: le temps qui prononce sur le sort de nos opinions a jugé en faveur de Cicéron, le temps qui dissipe les illusions de l'imagination et ses rêves, qui confirme les jugements de la nature. *Opinionum commenta delet dies, naturæ judicia confirmat.*

J. J. Gassner, né à Bratz, en Souabe, sacré en 1750, nommé huit ans plus tard à la cure de Klœsterle, raconte lui-même (1) qu'après avoir en vain eu recours aux médecins d'Ottingen pour sa santé qui l'inquiétait fort, et qu'après avoir inutilement lu les livres de médecine pour y découvrir de salutaires remèdes, il s'imagina que sa maladie présentait quelque chose de surnaturel, et qu'il était possédé. Pénétré de cette croyance, il somma, au nom du Christ, le diable de sortir de son corps, et l'exorcisme eut une telle valeur que, pendant seize ans, il n'eut besoin d'aucun médicament. Quoique Jésus-Christ ait dit, lorsque ses compatriotes lui niaient le pouvoir de faire des miracles, que nul n'était prophète dans son pays (2), Gassner fit tant de guérisons extraordinaires dans son voisinage que, par an, il se rendait à son presbytère jusqu'à quatre ou cinq cents malades. Retiré à Elwangen et à Ratisbonne, sous la protection du prince-évêque de ces deux villes, on assure qu'on a vu dix mille

(1) *Manière de vivre pieux et bien portant*, 1774.

(2) *Utique dicetis mihi hanc similitudinem : medice, cura teipsum : quanta audivimus facta in Capharnaüm, fac et hic in patriâ tuâ. Ait autem* (Jésus): *Amen dico vobis quia nemo propheta acceptus est in patriâ suâ.* (Matth. c. 13; Marc, 6; Luc, 4.)

malades campés sous des tentes (1). Gassner forçait les diables à confesser leurs mensonges ; il faisait parler latin aux chevaux (2) ; le pouls des malades variait à son gré et à celui des médecins observateurs (3). Il voulut ressusciter un mort, après avoir pris pour compère un malheureux qui s'était soumis à une expérience d'asphyxie : quand le convoi arriva au cimetière, il ne put réaliser sa bravade : la femme de la victime l'accabla d'injures ; le public fut désenchanté, et on ne le regarda plus que comme un imposteur. *Ab uno disce omnes.*

Le célèbre et savant libraire allemand Frédéric Nicolaï, qui avait étudié presque toutes les sciences, (1733-1811), fut pris, en 1778, d'une fièvre intermittente. Des paysages et des figures colorées lui apparaissaient. Ces objets imaginaires disparaissaient s'il fermait les yeux : ils réapparaissaient, s'il les rouvrait (4).

En **1772**, à Paris, rue de la Harpe, un juif, nommé Lyon, devint riche de sommes considérables avec les miroirs constellés dont a parlé Paracelse. Il fit une foule de dupes, dont les yeux finirent par être désillusionnés, et dont les plaintes, adressées à M. de Sartine, lieutenant de police, firent chasser de France le charlatan, et incarcérer à Bicêtre ses complices.

---

(1) Demangeon, *Du pouv. de l'imagin. sur le phys. et le mor. de l'homme* Paris, 1829, p. 110 sq.

(2) Demangeon, p. 121.

(3) Le Dr Zugenbuhler, praticien distingué à Paris, en 1829, a dit que le célèbre professeur de Pavie, Franck, avait remarqué et dévoilé le charlatanisme éhonté de Gassner qui, saisissant le bras des malades et exerçant une compression de l'artère, ralentissait et variait à volonté le rhythme des pulsations, quand des opérations accessoires, comme celles des jongleurs, avaient pour but de distraire l'attention d'un public ébahi.

(4) *Journal de Hufeland*, 1821. — *Annal. méd.-psycholog.*, septembre 1844, p. 211.

« A la même époque, raconte M. Demangeon (1), il s'était établi, sous la protection du prince des Deux Ponts, rue des Moineaux, à Paris, ce qu'on appelle un toucheur, parce qu'il guérissait les malades en les touchant et leur disant : allez, vous êtes guéris. Le peuple, qui le nommait le prophète Elie, avait tant de confiance en lui, qu'on a vu un jour la rue où il demeurait jonchée de paralytiques et d'impotents, et l'on ne sait où se serait arrêté l'enthousiasme, si la police n'y eût mis ordre, comme aux miracles du diacre Pâris.

Rapportons à la même date les faits extraordinaires qui se passaient en Islande, que troublaient les jongleries de Valentin Greterick ; les pratiques des Salmadores ou Saludadores en Espagne ; celles de Graaham, en Angleterre. Signalons aussi les tracteurs métalliques imaginés par Elisha Perkins, médecin américain, et dont l'usage pour tous les maux imaginables fut accrédité par Benjamin Perkins, le fils, que le *perkinisme* n'empêcha point de mourir de la fièvre jaune.

---

(1) Page 127.

En analysant ainsi toutes ces histoires, nous réduirions promptement tous les phénomènes merveilleux à de très simples vérités, avec non moins de difficulté que ceux qui compliquent cette maladie encore mal définie, qu'on croit due à l'altération du maïs par un parasite fongoïde du genre *Sporisorium*, je veux parler de la Pellagre, où les malades éprouvent des hallucinations et des illusions, se croient prêtres, moines et voient les flammes de l'enfer (1).

Avant de terminer la tâche que je me suis tracée, et qu'à travers les difficultés, surtout de quatre siècles, j'ai poursuivie avec de nombreux documents, puisés spécialement dans de précieux ouvrages que l'obligeance d'un médecin érudit et distingué de notre ville, riche d'une rare et nombreuse bibliothèque, M. le Dr Alf. Perrier, n'a cessé de mettre à ma disposition (2), je signale trois

---

(1) Brierre de Boismont, *De la Pellagre et de la Folie pellagreuse*, Paris, 1832.

(2) Entre autres :

De la Démonomanie des sorciers, par J. Bodin, Angevin, Anvers, chez Jehan Keerberghe, 1592.

Controverses et recherches magiques de Martin del Rio, 6 liv., trad. André Duchesne, 1611.

Le Pour et le Contre de la possession des filles de la paroisse de Landes, diocèse de Bayeux, 1738.

La piété affligée ou Discours hist. et théolog. de la possession des religieuses

exemples froppants de prévisions qui ont trait à mon sujet.

D'Angerville (1) rapporte ces mots de l'évêque Sénez à Louis XV : Avant quarante jours, Ninive sera détruite ! Le roi, qui supprima les jésuites (1764), qui faillit périr assassiné par Damiens (1757), sous le règne duquel s'élevèrent l'Ecole militaire et le Panthéon, mourut, dans les quarante jours, de la petite vérole, en 1774.

On lit dans la Biographie universelle (2) que, treize ans avant la révolution de 1789, les voûtes de Notre Dame retentissaient de ces paroles du Père Beauregard, doué d'une éloquence impétueuse : Oui, vos temples, Seigneur, seront dépouillés et détruits, vos fêtes abolies, votre nom blasphêmé, votre culte proscrit. Mais qu'entends-je ? grand Dieu ! Que vois-je ? Aux saints cantiques qui faisaient retentir les voûtes sacrées en votre honneur, succèdent des chants lubriques et profanes. Et toi, divinité infâme du paganisme, impudique Vénus ! Tu viens ici même, audacieusement prendre la place du Dieu vivant, t'asseoir sur le trône du saint des saints, et recevoir l'encens coupable de tes ***nouveaux adorateurs***.

La chanson, connue sous le nom de ***Prophétie turgotine***, composée

---

dites de Sainte-Elisabeth, de Louviers, par le R. P. Esprit de Bosroger. Amsterdam, 1700.

Balthazar Bekker, *le Monde enchanté*, 4 vol. Amsterdam, 1694.

Aubin, *Hist. des diables de Loudun, ou de la possession des religieuses Ursulines*. Amsterdam, 1752.

Boissier, *Recueil de lettres au sujet des maléfices et du sortilège*. Paris, 1731.

La voix de la Septaine, 4 vol. in-8°. Tilly-sur-Seulle. Imp. Le Saulnier.

J. Gaffarel, *Curiositez inouyes sur la soulpture talismaniqve des Persans. Horoscopes des Patriarches, et Lecture des estoilles*. 1637.

R. P. dom Augustin Calmet, *Traité sur les apparitions des Esprits, et sur les Vampires ou les Revenants*, 2 vol. Paris, 1751.

De Saint-André, *Lettres à quelques-uns de ses amis au sujet de la Magie, des Maléfices et des Sorciers*, 1725.

Etc., etc., etc.

(1) *Vie privée de Louis XV*, 1781, 4 vol. in-12.

(2) T. III, p. 421.

douze ans avant la révolution, est plus étonnante encore que le discours du jésuite Beauregard. On y voit les couplets suivants :

On verra tous les états
 Entr'eux se confondre ;
Les pauvres sur leur grabat
 Ne plus se morfondre.

Des biens l'on fera des lots
Qui rendront les gens égaux :
 Le bel œuf à pondre !

Plus de moines langoureux,
 De plaintives nonnes.
Au lieu d'adresser aux cieux
 Matines et Nonnes.

Nous verrons ces malheureux
Danser, abjurant leurs vœux,
 Galantes chaconnes.

A qui devrons-nous le plus ?
 C'est à notre maître
Qui, se croyant un abus,
 Ne voudra plus l'être,... Etc.

Les temps absurdes sont passés pour la magie ; on ne croit plus aux sibylles (1), aux sorciers, aux revenants, aux esprits follets. Ils ne reparaîtront plus, je le veux bien : mais ne serait-on pas tenté de s'écrier quelquefois avec le poète :

Qualibus in tenebris vitæ, quantisque periclis
Degitur hoc œvi quodcumque est !

Quand on réfléchit quels étaient encore naguère les

(1) Pendant seize siècles, les livres des Sibylles, monuments de maladresse et de mauvaise foi, ont été cités avec éloges. On les a honorées comme des filles inspirées de Dieu : on a placé leurs statues sur les portails des églises cathédrales, à côté de celles des Apôtres. *Teste David cum Sibyllâ*, lit-on encore dans une prose du bréviaire.

clients, les disciples, les sectateurs du comte de Saint-Germain, de J. Balsamo, comte de Cagliostro? N'était-ce pas l'élite de la cour et de la ville?

Quand on se souvient qu'il y a une quinzaine d'années, à la face de tous les philosophes, de tous les savants, une foule de lutins prirent possession de la cave de M. Swebach, le peintre, et avaient la fantaisie de casser ses bouteilles pour lui en jeter les tessons à la tête! Tous les salons n'étaient-ils pas en rumeur? Cinq cents personnes furent les témoins de ce prodige, et personne ne crut à des jongleries que quand la police s'en mêla.

Quand, encore, on a vu une longue file de voitures à la porte de l'illustre demoiselle Le Normand! Ces voitures n'étaient-elles pas celles des plus riches et des plus élégantes femmes de Paris, qui venaient savoir leur *bonne aventure*?

Quand, enfin, on est témoin du tapage causé à Paris, depuis quelques semaines, par un médecin *noir*, qui prétend avoir guéri radicalement d'un cancer le célèbre inventeur du saxhorn? Et qu'on voit le bruit qui s'est fait, à propos de lui, dans la presse extrà-scientifique (1),

(1) M. Jules Lecomte, a, l'un des premiers, dans la *Chronique parisienne*, annoncé la cure merveilleuse de M. Sax, « qui, sans espoir, mais stoïque et aussi courageux devant la mort que devant ses ennemis, calculait froidement et admirablement les mois qui lui restaieut à vivre..., quand un de ses amis, M. Oscar Comettant, lui parla de Vriès..., qui a entrepris un traitement interne..., empêché la tumeur de se nourrir : il la dissout, la dessèche : elle va tomber ! Les savants, jadis éloignés, accourent aujourd'hui et croient au miracle... Adolphe Sax est sauvé ! » = Cf. aussi *le Cosmos*, par l'abbé Moigno, rédr en chef, n° du 11 février 1859 ; — *le Constitutionnel*, feuilleton du 21 février, par M. Fiorentino ; — *le Réveil*, où M. de Lauzières, qui voudrait bien être le *com-*

dans certains cercles de Paris, par les thuriféraires de ce « mulâtre à cheveux crêpus,... qui, affectant un extérieur sérieux et méditatif, palpant une tumeur cancéreuse d'un air distrait et machinalement, adressant invariablement les mêmes questions à ses malades, proclame d'un ton magistral qu'il guérit, lui, toutes ces maladies que la médecine ne sait pas guérir; et que lui seul est possesseur du secret qu'il entend vendre deux ou trois millions? (1) » secret qu'il a acquis après avoir affronté « tous les périls, enduré la faim, la soif, le FROID et l'HORRIBLE CHALEUR des tropiques (2). » Il n'est guère que les médecins sérieux et les vrais savants qui, opposant le plus profond mépris au soupçon d'un orgueilleux entêtement qu'on est enclin à faire peser sur eux, savent se jouer de la puissance qu'exerce le merveilleux sur l'imagination, sortir de la sphère banale et menteuse des possesseurs d'arcanes (3), et dévoiler les espiégleries et les puffs de ces gens qui, comme naguère

---

père de tous les bienfaiteurs de l'humanité, écrit que « si, dans toutes les branches du réseau intellectuel, la joie qu'on éprouve à l'échec d'un confrère est un mauvais sentiment, dans l'art médical cette joie est un crime. »

(1) *Journ. de méd. et de chir. prat.*, t. XXX, mars 1859, pag. 143; art. 5620.

(2) *La vérité sur le Docteur Noir.* Paris, à la Librairie-Nouvelle (page 23). Cette brochure, de 38 pages, vient d'être publiée par un admirateur anonyme de M. Vriès qui, quoiqu'il en dise, « a la bosse de la vénération, d'où vient le sentiment du merveilleux, assez proéminente sur son cerveau. » (Page 36.)

(3) Cf. *M. Velpeau et le Docteur Noir*, art. du Dr Fleury, dans le *Progrès, journal des sciences et de la profession médicales*, 11 février 1859. — Lisez aussi *la Vraie Vérité sur M. Vriès*, par un de nos anciens condisciples, Ch. Fauvel, int. en chir. à l'hôp. de la Charité, broch. de 64 pag., avec de très spirituels et très intéressants détails, après la lecture desquels on a surtout lieu de s'étonner de la non-intervention de l'autorité.

encore en Angleterre ce Welden Fell, autre *cancer-curer* (1), ne sont que de mystifiants personnages et méritent la désignation *d'impudent quack*, que leur donne M. Syme. Ce *lion* (2) du moment, ce héros du jour, doit reprendre le chemin de Java, pour faire une nouvelle provision de simples. Paris ne lui en fournit-il pas assez?

Allez, si vos occupations vous en donnent le temps, voir la fantasmagorie d'Hamilton, le successeur de Robert-Houdin: prenez la peine de lire le testament de Jérôme Sharp, les récréations d'Ozanam, la magie blanche de Pinetti, le récent travail sur les magnétiseurs par M. G. Mabru (3), et il n'est pas que vous sachiez bientôt à quoi vous en tenir sur une foule de faits dont vous restez émerveillé.

L'erreur est de tous les âges, de toutes les conditions. Parmi le peuple, elle est le produit de l'ignorance: dans les classes élevées, c'est l'effet de l'imagination.

(1) *Archiv. génér. de médecine*, XIII, 24 ; mars 1859, pag. 376, 377.

(2) *La Patrie.*

(3) Lisez *le Siècle*, n° du 11 mars 1859.

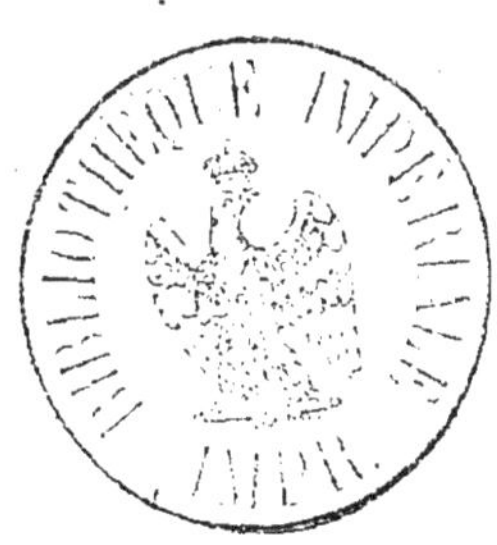

Index.

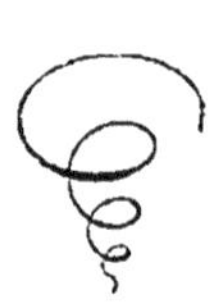

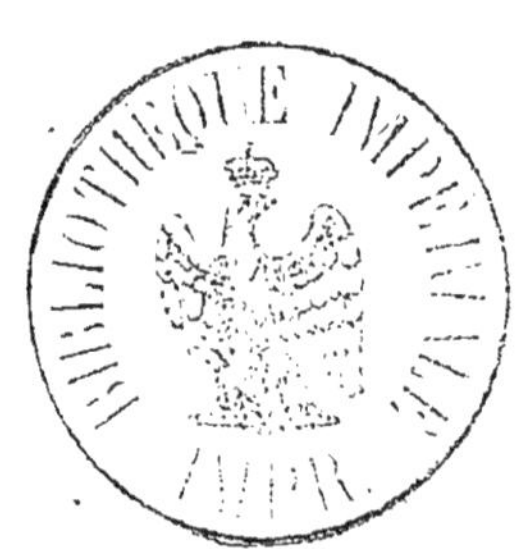

ERRATA.

Page 31,	ligne 11,	*au lieu de :*	Pompanius,	*lisez :*	Pomponius.
— 32	— 3	—	d'écrit,	—	décrit.
— 57	— 21	—	Jean,	—	Pierre.
— 60	— 10	—	Savoranole,	—	Savonarole.
— 80	— 22	—	*de fatigatio,*	—	*defatigatio.*
— 81	— 30	—	Dechambe,	—	Dechambre.
— 82	— 6	—	alterrations,	—	altérations.

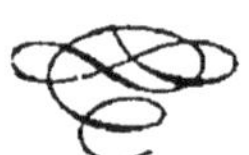

www.ingramcontent.com/pod-product-compliance
Ingram Content Group UK Ltd.
Pitfield, Milton Keynes, MK11 3LW, UK
UKHW020341230726
13925UKWH00003B/902

9 782013 627900